DU

TISSU CONNECTIF

PAR

A. BOUCHARD

ANCIEN INTERNE DES HÔPITAUX DE STRASBOURG

MÉDECIN AIDE-MAJOR DE 1re CLASSE

RÉPÉTITEUR D'ANATOMIE A L'ÉCOLE IMPÉRIALE DU SERVICE DE SANTÉ MILITAIRE

PARIS

J. B. BAILLIÈRE & FILS

ÉDITEURS DE L'ACADÉMIE IMPÉRIALE DE MÉDECINE

RUE HAUTEFEUILLE, 19

1866

STRASBOURG, TYPOGRAPHIE DE G. SILBERMANN.

DU

TISSU CONNECTIF.

Historique.

Il serait absurde de prétendre que le tissu connectif est un nouveau venu dans la science. Depuis que l'on s'occupe d'anatomie, son existence fut reconnue. Mais les anciens le groupèrent sous différents titres; ils firent de chacune de ses variétés un tissu différent, sans reconnaître leur lien de parenté.

Sans entrer dans l'histoire des opinions anciennes, arrivons au grand Bichat. Ce génie puissant ne put s'affranchir complétement des idées de ses prédécesseurs. Lui aussi méconnut la relation qui existe entre les différentes formes du tissu connectif; il établit des différences entre le tissu cellulaire, le tissu fibreux etc. Et néanmoins l'esprit est frappé de stupeur en étudiant les considérations et les aperçus ingénieux du créateur de l'anatomie générale, en réfléchissant surtout aux faibles moyens d'investigation qu'il avait entre les mains. L'école micrographique nouvelle le considère comme son précurseur; elle lui rend l'hommage le plus complet et ne veut dater que de lui.

Lorsque le microscope fut appliqué avec une nouvelle ardeur à l'étude des sciences anatomiques et que l'on eut découvert des éléments cellulaires dans l'organisme, il fallut donner un nouveau nom au tissu appelé *cellulaire* jusqu'alors. J. Müller, le premier, le désigna sous le nom de *tissu connectif* ou *conjonctif*. Henle adopta ce terme dans son anatomie générale ; mais son traductenr Jourdan recula devant tant d'audace et écrivit en note : « Nous n'avons osé adopter cette innovation. »

Bientôt les progrès de l'histologie moderne, cette science née d'hier, firent voir que ce qui avait été décrit jusqu'alors sous les noms de *tissus fibreux*, *tendons*, *tissu cellulaire etc.*, n'est qu'une seule et même substance dont les éléments identiques se sont groupés d'une manière différente. On venait donc, par une simplification fort belle, de réunir autour d'un même nom des éléments épars jusque-là.

Ce n'est pas tout. En 1845, Reichert, par un trait de génie, eut l'idée de créer une famille anatomique complète, sous le nom de *tissus de substance connective.* Elle se composait d'après lui du tissu conjonctif ordinaire, des os, des cartilages. Cette conception admirable n'eut pas dès l'abord tout le retentissement qu'elle méritait ; elle heurtait de front les idées admises jusqu'alors et les errements anciens. Sharpey et Kölliker firent voir que physiologiquement l'os pouvait naître du tissu connectif ; c'était là une analogie incontestable, mais le grand pas n'était pas fait ; le tissu de cartilage avec ses cellules et sa substance fondamentale restait toujours isolé. Il était réservé à Virchow, et en même temps que lui à Donders, d'établir la véritable analogie qui existe entre les tissus de substance conjonctive. La cellule plasmatique fut le lien inutilement cherché par Reichert, qui devait légitimer sa belle classification. Le tissu connectif présentant à l'observation deux éléments , une substance fondamentale et des corpuscules, fut étudié avec ardeur à ce double point de vue. L'existence de la cellule plasmatique fut accueillie par tous ; citons Hessling, Reichert, Leydig, Remak, Luschka, Kölliker ; seul Henle protesta et proteste peut-être encore.

Virchow et Donders démontrèrent bientôt, de plus, la liaison qui existe entre ces tissus au point de vue de leur développement. L'idée de Reichert rayonna de tout son éclat le jour où Virchow découvrit la cellule osseuse. Il ne restait donc plus que des questions de détail à trancher. C'est ainsi qu'en 1861 seulement Kölliker parvint à rattacher, au moins au point de vue de sa genèse, le tissu élastique aux tissus connectifs. Déjà antérieurement le célèbre micrographe de Würzbourg y avait relié le tissu de l'ivoire dentaire.

En 1851 Virchow démontra que le tissu muqueux n'est qu'une variété, une forme élémentaire du tissu connectif.

Ainsi que nous le verrons, le seul point sur lequel puissent encore porter les divergences, c'est le tissu adénoïde de Hiss, tissu réticulaire de Kölliker.

Déjà Bichat avait supposé que le tissu cellulaire est en relation avec le système lymphatique. Breschet adopta les idées du grand physiologiste, mais il leur manquait la sanction de la démonstration. Virchow à son tour crut, quoique sans preuves suffisantes, à la connexion entre les corpuscules plasmatiques et les radicules lymphatiques. La question n'est pas encore bien nettement résolue, elle semble avoir fait de grands progrès dans ces dernières années, ainsi que nous le verrons dans un chapitre consacré spécialement à l'histoire de ces recherches.

Division.

Avant d'entrer en matière, il est, je crois, indispensable d'indiquer comment j'envisagerai la question que le sort m'a assignée.

Je n'ai pas à étudier *les tissus connectifs* ou *tissus de substance connective*, mais bien *le tissu connectif.*

Je ne ferai donc pas l'histoire des différents membres de cette famille anatomique, je me bornerai au cadre qui m'est tracé par le titre même de mon travail et n'étudierai que le tissu connectif et ses variétés, en y faisant rentrer toutes les parties que l'école de Berlin a l'habitude d'y comprendre.

Mais avant de pénétrer au cœur même de la question, je crois nécessaire de jeter un coup d'œil sur les éléments essentiels de tout tissu de substance connective.

Je regrette que le temps, fort court déjà pour les nombreuses recherches que j'ai été obligé de faire, ne m'ait pas permis d'insister sur les analogies des différents membres de la famille des tissus connectifs; je regrette de n'avoir pu faire voir comment ils se remplacent l'un l'autre dans l'échelle animale, comment dans l'économie humaine elle-même et dans des conditions physiologiques ils peuvent se transformer les uns dans les autres. C'eût été là un beau chapitre à traiter, quoique l'on eût pu m'objecter qu'il sort de mon sujet. Mais en traitant de la pathologie générale du tissu connectif, il me sera impossible cependant de ne pas faire ressortir les modifications et les transformations qu'éprouve ce tissu dans les différentes productions morbides.

Je préviens également le lecteur que je me servirai indifféremment du mot de *tissu conjonctif* ou de celui de *tissu connectif;* ils ont la même signification.

Mon travail est divisé en quatre parties.

Première partie : Anatomie.

1° Éléments des tissus de substance connective;

2° Tissu connectif et ses variétés.

Deuxième partie : Physiologie.

Troisième partie : Développement.

Quatrième partie : Physiologie pathologique et pathologie générale.

A la partie anatomique sera jointe une étude chimique du tissu connectif.

CHAPITRE PREMIER.

Anatomie.

I. ÉLÉMENTS DES TISSUS DE SUBSTANCE CONNECTIVE.

Dans tout tissu connectif, quel qu'il soit, on trouve toujours les deux parties fondamentales suivantes :

1° Des cellules;

2° Une substance fondamentale intercellulaire.

1° *Des cellules des tissus connectifs.*

Les formes des éléments cellulaires des tissus connectifs sont variées.

Pendant longtemps on y vit de véritables cellules composées d'une enveloppe, d'un contenu et d'un noyau inclus. Mais des recherches plus récentes, celles de M. Schulze [1] en première ligne, puis celles de Leydig [2] et de Kühne [3], tendent à prouver que, souvent du moins, cette disposition complexe n'existe pas. C'est ainsi que fréquemment on ne saurait y démontrer la présence d'aucune membrane d'enveloppe, et que le noyau intra-cellulaire est simplement plongé dans la masse d'une substance spéciale désignée sous le nom de *protoplasma*, substance analogue à celle décrite par Dujardin sous le nom de *sarcode*.

Kölliker [4] n'admet pas cette opinion de Schulze, et il cherche à faire triompher l'idée ancienne de la véritable cellule. Cepen-

[1] *Ueber Muskelkörperchen und das was man eine Zelle zu nennen hat*, in *Archiv für Anatomie*. 1861.

[2] *Vom Bau des thierischen Körpers*. Tübingen 1864.

[3] *Untersuchungen etc.* (*Cannstatt's Jahresbericht*). 1865.

[4] *Handbuch der Gewebelehre des Menschen*. 4e édit. Leipzig 1863.

dant les travaux publiés, depuis la dernière édition de l'ouvrage de l'illustre micrographe de Würzbourg, ne permettent pas de se ranger à sa manière de voir. Ils prouvent, en effet, que, sinon toujours, du moins dans la plupart des cas, la cellule, telle qu'on l'entendait depuis Schwann, ne correspond plus aux connaissances actuelles.

Quoi qu'il en soit, les corpuscules connectifs offrent en général un aspect fusiforme ou étoilé, à contours nets; dans ce dernier cas ils émettent latéralement des prolongements qui s'anastomosent entre eux, et constituent ainsi un véritable réseau dont nous aurons souvent à nous occuper dans le cours de cette étude.

D'autres fois, dans des tissus dont nous nous bornerons à faire ressortir la parenté avec les autres tissus connectifs, les éléments cellulaires sont arrondis, ou ovales, quelquefois fusiformes.

Les corpuscules étoilés se trouvent surtout dans le tissu connectif ordinaire, dans la cornée par exemple, où leur étude est la plus facile, car ils y sont disposés « régulièrement sur des « lignes concentriques et parallèles aux surfaces de la mem« brane oculaire » (Morel [1]).

Il ne paraît pas que l'on puisse mettre en doute complétement l'existence de cellules à membrane d'enveloppe; quoique cependant, ainsi que nous l'avons déjà fait remarquer plus haut, la doctrine de M. Schulze tende à gagner du terrain de jour en jour.

A ces différentes formes de cellules se rattachent naturellement quelques dérivés, que l'on trouve toujours parmi les éléments connectifs.

Ce sont, en premier lieu, les cellules adipeuses, qui sont des vésicules plus ou moins arrondies, quelquefois aplaties ou

[1] Morel, *Précis d'histologie humaine.*

allongées. Leur enveloppe, extrêmement mince et à peine visible, renferme un contenu formé d'une graisse neutre, huileuse. Le plus souvent ce contenu ne se compose que d'une seule goutte de liquide jaunâtre; quelquefois, mais plus rarement, on rencontre des cellules remplies d'une série plus ou moins considérable de gouttelettes graisseuses isolées. On dit alors que les cellules sont granuleuses. Dans les cas pathologiques, dans l'hydropisie par exemple, les cellules renferment beaucoup de sérosité.

Dans les cellules graisseuses, on ne saurait nier l'existence de la membrane d'enveloppe. On la démontre aisément en traitant la préparation par l'alcool ou l'éther, qui dissolvent la graisse et laissent à nu une membrane mince et flétrie.

La présence de l'enveloppe utriculaire dans les cellules graisseuses confirme peut-être l'opinion de M. Schulze, qui dit que dès que dans une cellule apparaît une membrane d'enveloppe, le petit organe entre en voie de rétrocession, et chacun sait que la transformation graisseuse est le mode le plus ordinaire de la rétrocession des éléments organiques.

Après la mort et par suite du refroidissement, les graisses neutres contenues dans les cellules se décomposent et l'on y trouve alors de beaux cristaux de margarine.

Des matières colorantes peuvent également se déposer dans les cellules étoilées, qui conservent leur forme et deviennent des cellules de pigment; les plus remarquables dans ce genre sont celles de l'iris et de la choroïde.

Au nombre des éléments primordiaux des tissus connectifs nous pouvons encore compter des cellules assez nombreuses, sans prolongements et de forme variable, sur la nature desquelles on n'est pas encore entièrement fixé. La variété de leur configuration pourrait peut-être tenir assez souvent au mode de préparation.

Ces éléments cellulaires ressemblent tantôt à des noyaux libres, tantôt au contraire à des cellules dont le noyau a disparu. Quoi qu'il en soit, ils sont arrondis ou aplatis, gonflés ou flétris, de volume variable, quelquefois allongés et effilés à leurs extrémités, comme de véritables fuseaux; d'autres fois ils présentent un aspect plus ou moins onduleux, comme dans le tissu connectif proprement dit.

Il est encore des éléments plus spéciaux au tissu connectif proprement dit, tels que les globules qui remplissent les lacunes de ce tissu, les corpuscules migrateurs décrits pour la première fois par Recklinghausen[1]; mais nous les étudierons ultérieurement dans le chapitre consacré à ce tissu en particulier.

Au point de vue chimique, tous ces éléments cellulaires se distinguent nettement de la substance dans laquelle ils sont plongés : ils ne donnent pas de gélatine. Alors qu'ils sont encore en voie de développement, ils sont facilement attaqués par les alcalis et les acides, mais plus tard leur résistance augmente, et s'ils n'étaient solubles dans les alcalis bouillants, leurs propriétés les rapprocheraient des tissus élastiques.

Quoiqu'ils ne rentrent pas dans le cadre qui m'est tracé, je ne saurais abandonner l'étude des éléments cellulaires connectifs, sans dire quelques mots de certains corpuscules qui ne sont que des modifications de ceux que je viens d'étudier : ce sont la cellule cartilagineuse, la cellule osseuse et la cellule de la moelle fœtale.

La cellule du cartilage est d'abord arrondie, puis en avançant en âge elle s'allonge, devient quelquefois fusiforme ou même étoilée comme chez les ruminants d'après Hessling[2].

[1] Recklinghausen, *Die Lymphgefässe und ihre Beziehung zum Bindegewebe*. Berlin 1862.

[2] Hessling, *Grundzüge der allgem. und speciel. Gewebelehre des Menschen*. Leipzig 1866.

Dans certains poissons elle présente même des appendices anastomosés entre eux et formant un véritable réseau. Elle semblerait ne pas être pourvue de membrane d'enveloppe et n'être constituée que par une masse de protoplasma. Quant à la capsule de cartilage qui entoure une ou plusieurs cellules, elle paraît dépendre plutôt de la substance fondamentale que des cellules elles-mêmes.

Quant à la cellule osseuse découverte par Virchow[1], sa ressemblance avec la cellule plasmatique du tissu connectif est telle qu'il est inutile d'insister; même forme étoilée, mêmes prolongements anastomosés en réseaux. Et, chose remarquable, le passage de l'une à l'autre est si facile que nous pouvons considérer le tissu osseux comme du tissu connectif dans lequel les cellules ont conservé toutes leurs dispositions, la substance fondamentale seule s'est chargée de sels calcaires.

Une dernière variété dérivée de la cellule connective, c'est la cellule de la moelle fœtale ou cellule rosée de la moelle, qui est sphérique, plus ou moins volumineuse, avec des granulations fines et un ou plusieurs noyaux.

L'analogie que nous cherchons à établir est ici beaucoup plus difficile à démontrer que dans les tissus précédents; mais puisque la cellule de la moelle fœtale provient des cellules cartilagineuses de l'os primordial (Morel), et que nous avons démontré plus haut la ressemblance entre ces dernières et les cellules connectives, on ne saurait s'empêcher de rattacher les cellules de la moelle fœtale aux éléments des tissus connectifs.

2° *Substance fondamentale intercellulaire.*

La substance fondamentale intercellulaire est tantôt amorphe, granulée, homogène; tantôt striée, avec des faisceaux de fibrilles.

[1] Virchow, *Verhandlungen der Würzb. phys. med. Gesellsch.*, t. I, n° 13.

Il n'est pas rare d'y rencontrer des fibres, des réseaux beaucoup plus denses, qui constituent alors la transformation élastique du tissu. Nous aurons à revenir sur ce sujet.

Au point de vue de ses caractères physiques, la substance fondamentale présente un très-grand nombre d'aspects différents.

Tantôt gélatineuse ou muqueuse, elle peut dans d'autres cas atteindre un degré de densité considérable; tantôt transparente et hyaline, elle devient ailleurs complétement opaque. Son élasticité est également très-variable; quelquefois elle est forte, d'autres fois absolument nulle.

Les propriétés chimiques de la substance fondamentale sont en rapport intime avec les différences de structure des tissus connectifs, et présentent un certain nombre de variétés. Nous y rencontrons toujours des substances protéiques plus ou moins modifiées; mais tantôt c'est une matière albuminoïde à moitié fluide, de la mucine, dans les formes embryonnaires de la substance connective (tissu muqueux ou gélatineux); tantôt au contraire de la gélatine sous ses deux formes, la chondrine dans le tissu de cartilage, la glutine dans le tissu osseux.

Quant au tissu connectif proprement dit, sa substance fondamentale fournit toujours de la gélatine. La présence constante de cette matière protéique a fait désigner certains de ces tissus sous le nom de *tissus à gélatine*, ou *tissus collagènes.*

Parmi les matières étrangères que l'on peut trouver dans la substance fondamentale, nous rappellerons les sels calcaires qui l'envahissent de préférence, de même que nous avons vu la graisse et les matières colorantes se déposer principalement dans les éléments cellulaires.

II. DU TISSU CONNECTIF ET DE SES VARIÉTÉS.

Maintenant que les éléments essentiels qui se trouvent dans toutes les variétés de la famille des tissus de substance connective nous sont connus, nous passons à l'étude du tissu connectif proprement dit, et nous adopterons les divisions usitées aujourd'hui :

1° Tissu muqueux ou gélatineux;
2° Tissu connectif ordinaire;
3° Tissu élastique;
4° Tissu adénoïde.

1° *Tissu muqueux ou gélatineux.*

Désigné pour la première fois sous ce nom par Virchow[1], ce tissu représente la substance connective la plus simple. Chez l'homme on ne le trouve, normalement, que dans les tissus embryonnaires, tels que le tissu conjonctif gélatineux de l'embryon, ou dans des organes transitoires, comme le cordon ombilical, où il forme la gelée de Warthon, ou bien enfin dans des organes qui, comme le corps vitré, persistent dans l'organisme à l'état embryonnaire.

La substance fondamentale est transparente, surtout dans le corps vitré, homogène, toujours très-molle, quoique d'une consistance variable; jamais elle ne donne de gélatine par la coction, mais de la mucine.

Les éléments cellulaires compris dans cette substance varient suivant qu'on les considère dans tel ou tel organe : ainsi, dans le corps vitré, ils sont arrondis et nucléés. Mais si on les

[1] Virchow, *Die Identität von Knochen, Knorpel- und Bindegewebesknörpchen, sowie über Schleimgewebe*, in *Verhandl. d. phys. medic. Gesellsch.* Würzbourg 1851.

étudie sur un œil d'adulte, on n'en trouve qu'un très-petit nombre situés à la périphérie de l'organe (Neumann)[1]; si l'on prend, au contraire, un œil de fœtus ou de nouveau-né, Virchow et Kölliker ont démontré que, dans le centre du corps vitré, on en trouve un très-grand nombre, et que, même vers la périphérie, leurs anastomes et leurs prolongements constituent des réseaux.

Dans la gelée de Warthon, au contraire, les cellules sont étoilées, fusiformes et plongées dans une substance muqueuse épaisse. D'après Hessling[2], jusqu'au cinquième mois de la vie intra-utérine, la gelée de Warthon présente chez l'embryon une substance homogène, transparente et gélatiniforme, avec des cellules arrondies, granuleuses, et renfermant un noyau. Bientôt un certain nombre d'entre elles s'allongent et présentent des prolongements minces, délicats, de nombre variable, qui communiquent au bout d'un certain temps avec des expansions semblables provenant des cellules voisines. En même temps la substance fondamentale s'épaissit et prend un aspect finement strié. Mais entre les endroits où s'opère cette métamorphose, l'on retrouve toujours la substance fondamentale avec ses cellules arrondies.

Dans la seconde moitié de la grossesse, la masse fondamentale s'épaissit de plus en plus, se fendille peu à peu, forme des fibrilles qui se groupent en faisceaux secondaires et tertiaires, tandis que les prolongements des cellules s'accroissent, et que la cellule, dont le noyau a déjà disparu, tend elle-même à rétrograder.

Mais ces modifications ne se font pas d'un seul coup dans toute la longueur du cordon, et, comme entre les mailles du

[1] Neumann, *Eine neue Untersuchungsmethode des Glaskörpers* (*Annales de Virchow*). 1862.

[2] Von Hessling, *loc. cit.*

tissu nouvellement formé il existe encore du tissu gélatineux, il en résulte que cette formation dure jusqu'à la naissance, et que la gelée de Warthon présente un mélange très-curieux d'éléments divers.

Il semblerait donc que, sous l'influence de ce travail métabolique, si le cordon persistait après la naissance, le tissu muqueux finirait par passer à l'état de tissu connectif ordinaire.

Weissmann[1] pense que ces éléments étoilés ne sont que des cellules formatrices de capillaires et de vaisseaux, dont le but n'a été que peu ou pas atteint.

Mais je dois dire que personne ne me paraît avoir adopté l'opinion de cet auteur.

2° *Tissu connectif ordinaire.*

Comme tous les tissus de substance connective, il nous présente à considérer sous le rapport de sa structure deux éléments, une substance intermédiaire et des corpuscules connus sous le nom de *cellules plasmatiques.*

La substance intermédiaire est constituée par les fibres du tissu conjonctif, qui sont toujours de deux espèces : les fibres connectives proprement dites et les fibres élastiques.

Le rapport de quantité et de mélange de ces deux derniers éléments varie beaucoup, suivant les régions et surtout suivant les destinations physiologiques du tissu connectif dans les différents organes.

A. Les fibres connectives proprement dites se présentent sous l'aspect de filaments plus ou moins distincts, d'une minceur telle que, d'après Morel, il est impossible d'en mesurer l'épaisseur. Ces fibrilles sont plus ou moins parallèles entre elles;

[1] Weissmann, *Ueber den feineren Bau des menschlichen Nabelstranges* (*Henle's und Pfeiffer's Zeitschrift für rationn. Medec.* 3 R. B. XI. 1860.

dans le tissu conjonctif ordinaire elles se plissent, s'enroulent, se frisent pour ainsi dire; leur contour est pâle, ce qui, joint à leur petit diamètre, les différencie le mieux des fibrilles musculaires; de plus, elles sont dépourvues d'enveloppe.

Jamais les fibrilles ne sont striées; elles sont au contraire tantôt raides et droites, tantôt molles et ondulées; unis ensemble à l'aide d'une substance amorphe plus ou moins abondante, ces éléments constituent les *faisceaux du tissu conjonctif.*

Ceux-ci, d'un volume variable, mesurent d'ordinaire, d'après Kölliker, de 0,009 à 0,011 de millimètre; ils présentent quelquefois un aspect qui rappelle l'état strié des muscles, mais qui n'est dû qu'à l'ondulation des fibrilles primitives.

Supposez maintenant ces faisceaux du tissu conjonctif s'unissant à d'autres faisceaux, vous aurez les faisceaux secondaires qui, par suite d'une nouvelle union, constitueront les faisceaux tertiaires.

Que tous ces faisceaux restent parallèles, il sera aisé de concevoir qu'ils formeront ensemble une véritable membrane étalée; mais que, tout en conservant leur parallélisme, ils cessent d'être étalés et se groupent autour d'un axe fictif, ils s'arrondiront et formeront des cordages solides, dont la résistance sera en raison de la condensation des éléments primordiaux.

Que si, au lieu de rester parallèles et de se grouper de manière à former des masses plus ou moins volumineuses, les faisceaux primitifs s'entre-croisent sous des angles variés et s'enchevêtrent d'une manière souvent inextricable, il en résultera un réseau, un lacis, qui sera la forme élémentaire du tissu conjonctif ordinaire.

Au niveau des nœuds d'entre-croisement se trouvera souvent une portion plus ou moins considérable d'une substance homogène, désignée pendant longtemps sous le nom de *substance intermédiaire du tissu conjonctif fibrillaire.* D'après les opinions actuelles, cette substance n'est que le reliquat de la masse intercellulaire primordiale dont les transformations chimiques et morphologiques ont subi un temps d'arrêt.

Ce n'est pas tout. Entre les faisceaux du tissu conjonctif et partout où il se trouve à l'état de tissu réticulaire, on rencontre toujours de petites fentes, de petits interstices d'aspect et de dimensions variables, que Billroth[1] considéra le premier comme des radicules lymphatiques. Nous reprendrons ce sujet plus loin et nous nous efforcerons de l'étudier avec tous les détails qu'il comporte.

En 1845 Reichert[2] s'éleva contre l'opinion alors admise de la structure fibrillaire de la substance fondamentale du tissu connectif.

D'après cet observateur, cette disposition n'existe pas normalement; elle n'est due qu'au mode de préparation, et toujours la substance fondamentale est parfaitement homogène.

Cette opinion rallia d'abord un certain nombre d'anatomistes; mais aujourd'hui elle est généralement abandonnée. Les beaux travaux de Rollett[3], de Uechtritz[4], de Langhans[4], qui, au moyen de différents sels (chromate de potasse, hypermanganate de potasse), parvinrent à isoler complétement les fibrilles, me semblent avoir prouvé l'exactitude de la proposition si longtemps combattue par Reichert.

Un travail de W. Müller [5], basé sur un mode d'expérimentation tout différent, l'examen des propriétés optiques du tissu

[1] Billroth, *Beiträge zur patholog. Histologie.* Berlin 1858.

[2] Reichert, *Vergleichende Beobachtungen über das Bindegewebe und die verwandten Gebilde.* Dorpat 1845.

[3] Rollett, *Untersuchungen über die Structur des Bindegewebes* (*Sitzungs-Bericht der Wiener Academie*). B. XXX.

[4] Cités par Hessling.

[5] Müller, *Zeitschrift für rationn. Medicin.* 3 R. B. X.

conjonctif, est venu prouver une fois de plus la réalité de la division de la masse fondamentale en fibrilles.

Dans certains cas cependant, quoique assez rarement il est vrai, on trouve la substance fondamentale formée pour ainsi dire, d'une masse amorphe, finement granuleuse, sans fasciculation, ou n'en présentant du moins que des traces. C'est là le tissu conjonctif homogène de Reichert. Et pourtant Hessling [1] fait remarquer aujourd'hui que, dans tous ces cas, l'on peut, par une macération prolongée dans l'eau de chaux, prouver qu'il existe là aussi une fasciculation de la substance fondamentale, mais que les fibrilles sont tellement fines et serrées les unes contre les autres, que ce n'est que par une illusion d'optique que cette substance paraît être amorphe. Si bien qu'il pose hardiment le principe suivant : la substance fondamentale du tissu connectif chez l'adulte est toujours fibrillaire, malgré les apparences contraires.

Il existe toujours dans le tissu connectif ordinaire, et mélangés aux faisceaux de fibrilles que nous venons d'étudier, des éléments différents, qui appartiennent au tissu élastique et que nous décrirons plus particulièrement dans le chapitre consacré à cette variété du tissu connectif.

Il existe une forme spéciale de fibres élastiques, décrite par Henle [2] sous le nom de *fibres spirales.* D'après lui, on trouve des fibres élastiques très-fines, enroulées autour des faisceaux des fibres connectives, dans l'arachnoïde par exemple, de telle sorte que ces faisceaux seraient, à certains endroits, comme étranglés, comme élargis à certains autres. Les recherches de Klopsch [3], sans nier l'existence des fibres spirales,

[1] Von Hessling, *Grundzüge der allgem. und speciell. Gewebelehre des Menschen.* Leipzig 1866.

[2] Henle, *loc. cit.*

[3] Klopsch, *Ueber die umspinnenden Spiralfasern der Bindegewebes-Stränge in Müller's Archiv.*

tendent cependant à démontrer qu'elles n'étranglent nullement les faisceaux connectifs, et que cet aspect n'est dû qu'à l'action des réactifs, de l'acide acétique en particulier, qui fait gonfler le tissu connectif d'une façon très-inégale.

Mais d'après les travaux plus récents de Kölliker, ces fibres, qui forment des lacis autour des faisceaux connectifs de l'arachnoïde, des réseaux autour des fines ramifications nerveuses, se comportent, sous le rapport chimique, tout autrement que le tissu connectif. Leurs réactions sont analogues à celles des corpuscules plasmatiques, auxquels, du reste, le micrographe allemand les rattache.

B. Les éléments cellulaires du tissu conjonctif affectent des formes très-variables; ils sont tantôt allongés, fusiformes, tantôt étoilés et unis par leurs prolongements, de façon à constituer un réseau analogue à celui qui existe entre les cellules osseuses (Morel). Au moyen des acides chromique et nitrique, on peut aisément les isoler de la substance fondamentale; c'est là un caractère sur lequel, comme nous le verrons plus loin, a surtout insisté Virchow.

On trouve ces éléments dans toutes les variétés du tissu conjonctif ordinaire, qu'il soit à fibres parallèles ou à fibres entrecroisées. Ce sont là les *corpuscules plasmatiques* de Virchow; je dis *corpuscules* et non *cellules*, car ce dernier mot entraîne pour moi l'idée d'une membrane d'enveloppe. Or l'existence de cette membrane ne paraît aujourd'hui nullement démontrée, car on n'est pas encore arrivé à faire voir un double contour limitant le corpuscule, ce qui serait la preuve vraie et démonstrative de l'existence d'une enveloppe cellulaire, que les récents travaux de Kühne[1] tendent à faire rejeter.

A peine Virchow eut-il publié sa découverte, que Henle le

[1] Kühne, *loc. cit.*

combattit et soutint que les corpuscules plasmatiques ne sont que le résultat d'une illusion, que ce ne sont que des lacunes et des fentes qui existent naturellement dans le tissu. Cette lutte dura quelques années, je ne puis que la résumer ici.

Tout d'abord Kölliker adopta les idées de Virchow, ainsi que Leydig[1], qui admit cependant que la paroi corpusculaire pouvait se souder à la substance fondamentale, si bien qu'il devenait impossible de la démontrer. Cette opinion mixte ne put mettre d'accord les deux adversaires, et la lutte persista jusqu'à ce que Kölliker prouva par de nouveaux travaux que les corpuscules de Virchow, dont l'existence ne saurait être mise en doute, ne présentent pas partout et toujours la forme étoilée que leur inventeur leur avait attribuée.

Dans l'opinion de Henle, le noyau de la cellule plasmatique se trouverait déposé librement dans la lacune connective; mais les processus pathologiques démontrent clairement l'erreur dans laquelle était tombé le professeur de Göttingen (voy. Morel, *Inflammation et hypertrophie du tissu connectif*).

Les éléments sans prolongements, que nous avons décrits plus haut comme éléments connectifs et que beaucoup d'histologistes sont tentés de regarder aujourd'hui comme les véritables éléments du tissu conjonctif, surtout à l'état embryonnaire, se trouvent en grand nombre dans le tissu conjonctif ordinaire, que ses fibres soient rectilignes ou entre-croisées; il est seulement à remarquer que, dans le premier cas, ils sont rangés par séries plus ou moins droites et parallèles; dans le second cas, au contraire, ils sont très-inégalement distribués.

On a prétendu qu'ils ne représentent que des éléments sans vie ou en voie de rétrocession; mais ce qui, mieux que toute autre considération, établit nettement leur vitalité, c'est la faci-

[1] Leydig, *Traité d'histologie comparée*, traduction de Lahillonne. Paris 1866.

lité avec laquelle, même sous l'influence d'une irritation légère, ils gonflent, se multiplient et finissent en définitive par donner naissance à ces productions si dangereuses pour la vie de l'individu.

Dans certaines formes du tissu conjonctif, les tendons par exemple, surtout au niveau de leur insertion osseuse, il n'est pas rare de rencontrer des cellules de cartilage logées au milieu des faisceaux de fibres. Leur étude appartiendrait plutôt à la description de ces organes accessoires du tissu musculaire, description qui ne rentre qu'indirectement dans notre cadre. Si nous les mentionnons, c'est plutôt pour faire saisir en peu de mots la relation qui existe entre le tissu cartilagineux et le tissu connectif, et le passage de l'un à l'autre dans quelques points de l'économie.

A ces éléments il faut encore ajouter de petites cellules réfractant fortement la lumière, d'un volume de 1/100 à 1/140 de millimètre.

Découvertes d'abord dans la cornée par Recklinghausen[1], puis plus tard dans le péritoine et dans les séreuses de la cavité thoracique, leurs caractères physiques, ainsi que leurs réactions chimiques, les rapprochent des globules de la lymphe et du pus et les rendent même identiques à ces derniers.

Ces globules présentent un caractère qui est des plus curieux. Ils ont les propriétés de dilatation et de contraction propres au protoplasma et sont de plus migrateurs. D'après Recklinghausen, inclus dans l'intérieur des lacunes et des fentes canaliculées du tissu connectif, ils parcourent spontanément des espaces considérables dans l'intérieur de ces canaux; ils peuvent même quitter le tissu connectif et passer dans d'autres tissus, les tissus épithéliaux par exemple. Ainsi que les corpuscules lympha-

[1] V. Recklinghausen, *Ueber Eiter- und Bindegewebskörperchen. Archives de Virchow*. B. XXVIII, analysé dans le *Centralblatt*, 1863, n° 45.

tiques, ils peuvent passer dans le courant de la lymphe ou encore par transudation dans les grandes cavités splanchniques, dans lesquelles on les retrouverait alors sous forme de corpuscules de pus.

Il ressort évidemment de cette idée une question fort complexe, et à laquelle, dans l'état actuel de la science, il est impossible de donner une réponse positive. Cette question est la suivante :

Les corpuscules du tissu connectif sont-ils, oui ou non, les éléments d'origine des globules lymphatiques, et par suite des globules blancs ?

La question est posée; aux chercheurs à l'élucider. Nous allons, au reste, la retrouver plus loin.

Maintenant ces corpuscules proviennent-ils des éléments cellulaires fixes étudiés plus haut, ou bien, à la suite d'une modification particulière, se transforment-ils en ces éléments, c'est ce que Recklinghausen ne peut encore nous dire.

Je devrais, pour être logique, étudier à présent les fentes et les lacunes du tissu connectif, ainsi que les noyaux qu'on y rencontre toujours ; mais il me semble que cette description deviendra beaucoup plus facile à saisir si je ne la traite qu'après avoir terminé l'étude du tissu adénoïde de His.

Tous les éléments dont nous venons de nous occuper, se groupent de différentes manières, et de leur groupement résultent des organes que nous allons rapidement passer en revue.

Nous suivrons la division de Kölliker, qui est, du reste, adoptée par tout le monde.

I. *Tissu connectif figuré (Henle). — Tissu conjonctif compacte de Kölliker.*

a) *Tendons.* Ils sont formés de faisceaux de tissu conjonctif disposés parallèlement, entre lesquels on trouve des fibres élastiques assez rares. On y rencontre toujours un assez grand nombre de corpuscules étoilés, dont les séries linéaires suivent la direction des faisceaux. Les tendons peuvent être arrondis, aplatis, membraniformes ; dans ce dernier cas, ils prennent le nom d'*aponévroses d'insertion*. Cette dénomination est vicieuse, car elle induit souvent les commençants en erreur, ainsi que j'ai eu fréquemment l'occasion de le constater.

b) *Ligaments*. Leur analogie de structure avec les tendons me les fait rapprocher de ces derniers, quoique cependant, en règle générale, les éléments élastiques y soient plus nombreux que dans les tendons.

Dans les membranes fibreuses, les éléments ne sont plus disposés en séries parallèles, mais ils sont entre-croisés dans tous les sens, de manière à constituer un véritable tissu, pouvant rappeler ceux que crée l'industrie humaine et qui sont destinés à nous vêtir.

c) Les *aponévroses d'engaînement, fascias*, contiennent toujours plus d'éléments élastiques que les tendons; d'après M. Sée, le fascia lata en contiendrait de très-volumineux et en nombre considérable. Aux fascias je rattacherai les gaînes fibreuses des tendons, qui fixent ces derniers sur les os.

d) *Le périoste* est toujours formé de deux couches plus ou moins distinctes, l'une constituée presque exclusivement par le tissu connectif proprement dit, l'autre où domine l'élément élastique.

Le périchondre est tout à fait analogue au périoste.

e) *Les membranes fibreuses qui enveloppent des organes, la cornée, la sclérotique, les capsules de la rate, du rein, du foie, l'albuginée dans les deux sexes* etc., sont formées de tissu connectif.

Dans la rate, le foie, le testicule, l'ovaire, ces membranes se replient en se continuant sur les vaisseaux et pénètrent dans l'organe.

La cornée ne contient pas de fibres élastiques, et sa substance fondamentale, d'une transparence si remarquable, donnerait, d'après His, de la chondrine par la coction, et non de la gélatine.

La sclérotique (*lamina fusca*) contient toujours des matières colorantes, déposées non dans l'intérieur des cellules, mais entre les fibres.

f) *Le derme* est constitué surtout par un lacis de fibres connectives entremêlé de fibres élastiques, «à la surface et dans les papilles il fait place à un tissu vaguement fibrillaire, parfois même homogène.»

g) *Le chorion muqueux* présente une analogie complète de structure avec le derme, seulement les éléments y sont moins condensés, et sa mollesse est plus grande. Tout le monde sait, du reste, qu'au niveau des ouvertures naturelles, la peau se continue sans interruption avec la muqueuse.

h) *Les séreuses de toute espèce, séreuses proprement dites, synoviales, gaînes synoviales tendineuses, bourses muqueuses,* ne sont formées que d'un lacis connectif contenant une proportion assez considérable de fibres élastiques fines. Une couche épithéliale mince recouvre ce substratum; quelquefois cet épithélium manque par places, quelquefois même il fait défaut dans la presque totalité de la cavité constituée par la membrane. D'autres fois c'est le substatum qui manque, et la couche épithéliale tapisse un organe fibreux avoisinant, le feuillet pariétal de l'arachnoïde par exemple, et en général les ligaments dans les articulations.

Nous pouvons assister tous les jours à la productoin de séreuses accidentelles (bourses muqueuses); ce n'est alors qu'un tassement du tissu connectif sous-cutané, qui, par suite d'un frottement ou d'une pression continue, produit une membrane autour de l'aréole plus ou moins vaste, circonscrite par les faisceaux du tissu sous-cutané.

Mais quand il existe un épithélium, d'où vient-il? Comment a-t-il pris naissance? Est-ce là une transformation du corpuscule plasmatique? Ces questions sont loin d'être résolues, quoique cependant elles présentent peut-être un fort grand intérêt à un autre point de vue.

i) *Les membranes des veines*, *des lymphatiques*, *la tunique externe des artères* contiennent beaucoup de fibres élastiques de grosseur variable.

j) *Les membranes vasculaires*, pie-mère, choroïde, iris, plexus choroïdes, ont des fibres élastiques avec ou sans cellules étoilées chargées de pigment. Exemple : l'iris, la choroïde.

k) *Les membranes amorphes* que l'on rapproche des éléments connectifs, soit pour leur aspect, soit pour leurs réactions chimiques, sont: la membrane hyaloïde, les enveloppes des follicules clos, solitaires ou agminés, les enveloppes des corpuscules de Malpighi de la rate.

Kölliker ne veut pas rattacher au tissu connectif certaines membranes propres des organes glandulaires, dans lesquelles on n'a trouvé ni structure ni éléments cellulaires. Ayant adopté comme critérium des tissus connectifs la présence simultanée de cellules et de substance fondamentale, nous ne pouvons que nous ranger à l'opinion du célèbre physiologiste de Würzbourg.

II. *Tissu connectif amorphe lâche ou aréolaire de Kölliker.*

Les faisceaux existent, mais ils ne sont pas rassemblés; ils sont épars, plus ou moins isolés, et sont au tissu connectif figuré ce qu'est l'ouate à la toile de coton.

Contient-il beaucoup de graisse, il forme le tissu adipeux

que l'on trouve toujours immédiatement sous la peau; si, au contraire, la graisse lui fait défaut, ou ne s'y trouve qu'en petite quantité, il constitue l'ancien tissu cellulaire, sur la répartition duquel je n'ai pas à insister.

3° *Tissu élastique.*

Ce tissu n'est qu'une forme particulière de la substance fondamentale du tissu connectif, forme extrêmement remarquable par les propriétés physico-chimiques toutes différentes qu'elle présente.

La fibre élastique réfracte très-fortement la lumière, ce qui fait qu'elle prend un aspect jaunâtre; elle n'est plus attaquable par les réactifs ordinaires; l'acide acétique et la potasse caustique n'ont aucune action sur elle. « Les acides minéraux con-« centrés, dit M. Sée, dissolvent le tissu élastique; l'acide sulfu-« rique à froid le dissout très-difficilement; à chaud, il le colore « en brun, et donne lieu à une solution rouge brunâtre. Quand « on traite le tissu élastique par l'acide sulfurique étendu et la « chaleur, on le convertit en leucine.

« L'acide nitrique le colore en jaune et le dissout facilement « avec dégagement d'un gaz incolore. »

Les fibres élastiques sont foncées, à contour nettement dessiné, cylindriques ou aplaties; leur diamètre varie depuis une extrême finesse jusqu'à 0^{mm},01 (Morel). Leurs bords sont rectilignes ou légèrement dentelés. Virchow a vu, dans des cas de tissus nouvellement formés ou de tissus pathologiques (enchondromes), des fibres élastiques garnies de prolongements pointus plus ou moins longs.

Isolées, les fibres élastiques ont, en raison même de cette propriété physique, une tendance remarquable à l'enroulement, « à la façon des cheveux frisés. »

Dans l'état de complet développement elles sont parfaitement solides; Frey[1] et Recklinghausen[2] ont voulu prouver que ces fibres sont creuses, mais cette opinion ne paraît pas avoir rallié les histologistes. L'expérience de Wittich[3] sur les tendons, celle de Œhl[4] sur le derme ne prouvent en aucune façon l'existence d'un canal central, dans l'intérieur de la fibre élastique; il eût fallu agir sur des membranes élastiques pures et non sur des tissus composés.

Les fibres élastiques présentent la propriété remarquable de se diviser, de se segmenter, puis de se rejoindre par leurs divisions et de constituer ainsi de véritables réseaux; si maintenant on suppose les mailles moins grandes que les branches entre-croisées, les réseaux seront devenus des membranes percées, de véritables membranes fenêtrées. D'autres fois encore, les trous sont beaucoup plus étroits et les membranes semblent criblées d'ouvertures plus ou moins régulièrement espacées.

Quant aux fibres spirales, nous en avons déjà parlé plus haut, et nous n'y reviendrons pas.

La question la plus intéressante qui ait trait au tissu élastique, c'est celle de la transformation de la fibre conjonctive ordinaire en fibre élastique; nous la renvoyons au chapitre du développement, où elle se trouvera mieux à sa place qu'ici.

Le plus ordinairement le tissu élastique est mélangé en quantité variable au tissu conjonctif proprement dit. Ce n'est que dans quelques cas particuliers, en rapport toujours avec le but physiologique spécial qu'il a à remplir, que le tissu élastique, peut à lui seul, constituer de véritables membranes. Dans les ligaments élastiques (ligaments jaunes, ligament cer-

[1] Frey, *Histologie und Histochemie des Menschen*. Leipzig 1859.

[2] Cité par Hessling, *loc. cit.*

[3] et [4] Cités par M. Sée, *Du tissu élastique, anatomie et physiologie*. Paris 1860. Th. d'agrég.

vical, quelques ligaments du larynx, ligament suspenseur de la verge), il est à peu près à l'état de pureté et ne se trouve mélangé que d'une faible quantité de fibres connectives. Dans les membranes fenêtrées des artères, dans les membranes élastiques de la trachée et des bronches, il présente une disposition analogue.

4° *Tissu connectif réticulaire (adénoïde de His, cytogène de Kölliker.*

Inconnue jusqu'à ces derniers temps, cette forme du tissu connectif fut décrite d'abord par Donders [1] et par Kölliker dans les alvéoles des ganglions lymphatiques, puis Schmidt [2], Heidenhain [3] l'étendirent à la structure de tous les organes lymphoïdes et dans un travail fort remarquable, His y rattacha également le tissu sous-muqueux et principalement celui du canal intestinal.

Les travaux de l'école de Dorpat et surtout le mémoire de Frommann[4] sur la texture des centres nerveux, démontrèrent dans ces organes la présence des éléments connectifs qu'ils rapportèrent à la forme qui nous occupe.

Dans les alvéoles se trouve un réseau remarquable (réticulum) formé de trabécules excessivement fines, anastomosées entre elles. Ces trabécules circonscrivent des mailles de dimensions variables, qui contiennent dans leur intérieur une quantité considérable de corpuscules lymphatiques. Aux points d'intersection de ces entre-croisements trabéculaires, aux points

[1] Donders, *Handb.* 1854.

[2] Schmidt, *Bericht der Akademie der Wissenschaften.* Berlin 1861.

[3] Heidenhain, *Symbole ad anatomiam glandularum Peyeri.* Wratislaw. 1859.

[4] Frommann, *Untersuchungen über die normale und pathologische Anatomie des Rückenmarks.* Iéna 1864 (analysé par Klebs dans le *Centralblatt für die medizinischen Wissenschaften*, nos 15, 17, 51).

nodaux (*Knotenpunkte*) existe toujours un renflement, qui quelquefois présente un noyau visible.

Il est parfaitement évident, d'après cette description, que cette forme particulière du tissu connectif ne paraît être qu'une variété élémentaire du tissu élastique, ce qui du reste saute aux yeux lorsqu'on étudie les planches qu'en donne Kölliker[1] et qui représentent un réseau d'une glande de Peyer.

Mais si l'on vient à étudier le réticulum des alvéoles chez des animaux plus jeunes, l'aspect est tout autre. Les trabécules sont alors des prolongements de corpuscules plasmatiques d'un diamètre de 0,0001 à 0,0003 de ligne. Ces prolongements se segmentent à leur tour et forment ainsi un réseau extrêmement compliqué. Les corpuscules sont étoilés et fusiformes, ovales, finement granulés et contiennent dans leur intérieur un noyau mesurant de 0,001 à 0,003 de ligne. Le nombre des prolongements qu'ils émettent varie de quatre à dix. Ce sont ces prolongements qui constituent les mailles dans lesquelles sont inclus les corpuscules lymphatiques, mailles arrondies ou polygonales de 0,002 à 0,005 de ligne. Ce sont alors les corpuscules plasmatiques qui forment les points nodaux du réticulum et leurs noyaux sont des plus évidents. C'est donc, non plus un réseau de tissu connectif ordinaire, mais un réseau de corpuscules connectifs. Il n'y a donc dans ce cas rien d'étonnant si, comme le dit Kölliker, ce tissu ne donne pas de gélatine à la coction, parce que, nous le savons, les éléments cellulaires ont une constitution chimique toute différente de celle de la substance fondamentale.

Une fois la transformation de ce tissu opérée, Henle n'y voit qu'un tissu connectif habituel à fibres extrêmement délicates, et les noyaux qui se trouvent dans les points nodaux, il les

[1] Kölliker, 4e édit. 1863.

considère soit comme des corpuscules lymphoïdes emprisonnés dans les mailles, soit comme des noyaux embryonnaires persistants. Frey[1] regarde le réticulum non-seulement comme un réseau de cellules plasmatiques, mais encore comme pourvu de cavités anastomosées entre elles, et formant ce qu'il appelle le *réseau intracaverneux* (*intracavernöses Zellennetz*); « système « très-compliqué, faisant communiquer les follicules et les cor- « dons médullaires.

« Mais cette opinion, basée probablement sur une fausse in- « terprétation des faits, est combattue par Kölliker, qui se de- « mande si Frey n'a pas pris pour des cellules de réseau intra- « caverneux de très-petits cordons médullaires; et tout en « acceptant la présence de granulations graisseuses dans le ré- « seau cellulaire intracaverneux pendant la digestion, il croit « que cette graisse pourrait bien avoir une autre significa- « tion[2]. »

La question, on le voit, n'est pas encore absolument tranchée. Depuis lors les deux antagonistes n'ont pas varié d'opinion et aucun travail nouveau n'est venu les mettre d'accord.

Je n'ai pas besoin d'insister pour faire comprendre que ce qui existe dans les alvéoles des ganglions lymphatiques doit se trouver également dans les plaques de Peyer, qui ne sont que des glandes lymphatiques étalées, et dans les follicules clos, qui représentent des alvéoles isolées.

His[3] décrivit un système de trabécules cellulaires anastomosées, contenant des corpuscules lymphatiques dans tout le tissu

[1] Frey, *Untersuchungen über die Lymphdrüsen des Menschen und der Saügethiere.* Leipzig 1861.

[2] Beaunis, *Anatomie génér. et physiolog. du système lymph.* Thèse d'agrégat. Strasbourg 1863.

[3] His, *Untersuchungen über den Bau des Peyer'schen Drüsen und der Darmschleimhaut. Zeitschrift für wissenschaftliche Zoologie*, vol. XI.

connectif sous-muqueux du canal intestinal. Cette nouvelle dépendance du tissu connectif adénoïde présente exactement les mêmes dispositions et les mêmes transformations que celles que nous venons d'étudier en prenant pour type les alvéoles des glandes lymphatiques.

Il en est de même de la tunique adventice des capillaires sanguins dans les organes nerveux centraux (Robin[1]) et dans la rate (Tomsa[2]).

« Tout tissu connectif réticulaire peut passer à l'état de tissu « glandulaire lymphatique par l'inclusion d'éléments lymphoïdes « dans les mailles de son réseau; mais il n'y a cependant que « quelques organes qui y sont plus particulièrement prédispo- « sés » (Hessling[3]).

Pendant de longues années on ne reconnut dans les organes nerveux centraux que l'existence des éléments spéciaux à ce tissu. Ce n'est que depuis les travaux de Bidder[4] en 1857 et de ses élèves Kupfer[5], Metzler[6], Owsjanikow[7], que l'existence du tissu connectif y fut démontrée.

Déjà en 1846 Virchow[8] avait cherché à prouver que l'épithélium des ventricules ne repose pas directement sur les éléments nerveux, mais sur une couche de tissu connectif. Quoi-

[1] Robin, *Recherches sur quelques particularités de la structure des capillaires de l'encéphale; Journal de physiol.* 1859.

[2] Tomsa, *Die Lymphwege der Milz. Wiener Akademie*, B. XLVIII, analysé dans le *Centralblatt.* 1864.

[3] Hessling, *loc. cit.*

[4] Bidder, *Untersuchung über die Textur des Rückenmarkes.* Leipzig 1857.

[5] Kupfer, *Untersuchung über die Structur des Rückenmarkes.* Leipzig 1857.

[6] Metzler, *De medullæ spinalis avium textura.* Dorpat 1855.

[7] Owsjanikow, *De medullæ spinalis imprimis in piscibus structura.* Dorpat 1854.

[8] Virchow, *Zeitschrift für Psychiatrie.* 1846. H. 2.

que Stilling[1] et Lenhossek[2] ne se soient pas encore décidés à admettre l'opinion de l'école de Dorpat, elle est à peu près reconnue par tout le monde aujourd'hui, à quelques modifications près.

Je n'ai pas à insister davantage sur ces discussions, et je reprends l'histoire du tissu connectif intranerveux au point de vue exclusif du sujet qui m'occupe.

Des enveloppes de la moelle, par exemple, partent des prolongements extrêmement fins qui pénètrent dans l'intérieur de ce centre, et qui en se réunissant, soit aux membranes connectives des vaisseaux, soit au tissu connectif qui sert de base à l'épithélium épendymaire, forment un réseau d'une finesse variable suivant les points, destiné à isoler les éléments nerveux. Mais si nous faisons abstraction de la partie périphérique de ce réseau, et des parties qui dépendent des tuniques des vaisseaux, nous le trouvons constitué exactement comme celui que nous venons de décrire dans les tissus lymphoïdes.

On y trouve des cellules à noyaux, avec un grand nombre de prolongements, qui s'anastomosent entre eux ou avec leurs congénères venus des cellules voisines. Il en résulte un lacis comprenant des mailles divisées elles-mêmes en mailles d'une finesse extrême, entre lesquelles passent les éléments nerveux. Dans la substance grise, surtout dans celle des circonvolutions cérébrales, les cellules plasmatiques sont tellement délicates, et leurs prolongements si fins et si peu limités que le tissu connectif y prend l'aspect d'une masse presque homogène contenant des noyaux inclus. Il est aisé de comprendre combien la confusion entre les deux ordres d'éléments était facile. Les cel-

[1] Stilling, *Neue Untersuchungen über den Bau des Rückenmarkes.* Cassel 1857-1859.

[2] Lenhossek, *Ueber den feineren Bau des centralen Nervensystems des Menschen.* Wien 1859.

lules nerveuses, en effet, de même que les corpuscules plasmatiques émettent des prolongements. Quant aux grosses cellules nerveuses des cornes antérieures, la méprise n'était guère facile; mais il n'en était plus de même pour les petites cellules des cornes postérieures et de la substance gélatineuse. Aussi l'école de Dorpat, entraînée par l'enthousiasme de sa découverte, alla-t-elle trop loin, et n'y vit-elle que des éléments connectifs. C'est cette extension trop considérable donnée par Bidder et ses disciples qui amena contre leur doctrine une réaction violente.

Sans se ranger à l'opinion soutenue encore par Stilling, Bochmann[1], Traugott[2], Stieda[3] et Reissner[4] rattachèrent un grand nombre de cellules étoilées à la substance nerveuse, et ne comprirent dans le tissu connectif que les éléments spéciaux, étoilés ou fusiformes que l'on trouve au milieu d'une masse finement granuleuse. Il est vrai que toutes les différences micrographiques que l'on a cherché à établir entre les éléments nerveux et les éléments connectifs, qu'elles soient basées sur la grandeur, la forme, la différence de coloration par l'acide chromique, n'ont aucune valeur. D'après quelques histologistes[5], un certain nombre de formes que l'on observe sur des pièces durcies par l'emploi de ce dernier réactif, ne sont que des coagulations de substances protéiques amorphes.

Dans un travail très-remarquable, Frommann[6], tout en s'é-

[1] Bochmann, *Beitrag zur Histologie des Rückenmarkes.* Dorpat 1860.

[2] Traugott, *Beitrag zur seiner Anatomie des Rückenmarkes von Rana temporaria.* Dorpat 1861.

[3] Stieda, *Das Rückenmark und einige Theile des Gehirns*, von Essox Lucius. Dorpat 1861.

[4] Reissner, *Zur Kenntniss des Rückenmarkes*, von Petromizon (fluviatilis). In *Müller's Archiv.* 1860.

[5] Uffelmann, *Untersuchungen über die graue Substanz der Grosshirnhemisphæren;* Henle und Pfeiffer, *Zeitschrift für rationnelle Medicin,* 3 R., B. XIV.

[6] Frommann, *loc. cit.*

cartant des opinions de Bidder, et en rattachant aux éléments nerveux les cellules de la substance gélatineuse, tout au moins celles du renflement lombaire, décrit le système connectif de la moelle avec beaucoup de soin, et lui donne une importance plus considérable que ne l'avaient fait Reissner et Bochmann.

Quoi qu'il en soit, les histologistes en général ne nient plus l'existence du tissu connectif des centres nerveux, mais la discussion porte encore sur la manière dont il faut le considérer.

Est-ce un réseau de tissu connectif ordinaire ou plutôt un réseau de prolongements des corpuscules plasmatiques? Cette distinction est fort difficile à établir, et quoique je n'aie aucune opinion personnelle à ce sujet, si je comprends aisément une disposition spéciale du tissu connectif des organes lymphoïdes, disposition en rapport avec le rôle que doivent jouer ces organes dans l'économie, je ne saisis pas bien la nécessité de cette forme spéciale dans les centres nerveux, où il ne me semble, du moins jusqu'à présent, destiné qu'à servir de gaîne isolante aux différentes fibres nerveuses si délicates de ces organes.

Frommann admet de plus que tout ce réseau fibreux n'est constitué que par un système de canaux et de cellules reliés entre eux. Il se rapproche ainsi de l'opinion de Frey sur la structure des alvéoles des ganglions lymphatiques. Cependant les idées de Frommann ne paraissent pas avoir été admises par la majorité des observateurs. Ainsi His fait remarquer, à juste titre peut-être, que l'on a pu confondre des capillaires très-ténus avec des cellules plasmatiques, et Hessling ajoute que sur des pièces fraîches il n'a jamais pu constater le réseau délicat que présentait toujours la préparation soumise à l'action de l'acide chronique ou de l'alcool.

En 1859, M. Schulze[1] démontra que les fibres radiées de la

[1] *Observat. de retinæ struct. penit.* Bonn 1859.

rétine, que leurs inventeurs Müller et Kölliker[1] avaient considérées jusque-là comme des éléments nerveux, ne sont autres que des fibres du tissu connectif. Depuis lors leur nature intime a exercé la sagacité des histologistes, les uns les décrivant comme de véritables fibres conjonctives, les autres au contraire les regardant comme des prolongements cellulaires anastomosés. D'après les recherches embryologiques de Babuchin[2], il paraîtrait qu'il faut les envisager comme des dérivés de cellules. Il faut donc attendre de nouveaux travaux avant de les faire rentrer définitivement dans l'une ou l'autre des variétés du tissu connectif.

RAPPORTS DU TISSU CONNECTIF AVEC L'ORIGINE DES VAISSEAUX LYMPHATIQUES.

Virchow[3] avait supposé que les lymphatiques ont quelques relations avec les corpuscules du tissu connectif; plusieurs observateurs adoptèrent cette idée; Leydig[4] et aussi Kölliker jusqu'à un certain point. Heidenhain[5] admit dans les villosités une communication entre le corpuscule plasmatique et l'épithélium d'une part, et le lymphatique central d'autre part. Mais Dönitz[6] vient de prouver dans ces derniers temps qu'il n'existe dans la villosité aucun réseau de corpuscules plasmatiques.

[1] Kölliker, *Éléments d'histologie humaine*, trad. de Béclard et M. Sée. Paris 1856.

[2] Babuchin, *Beiträge zur Entwicklungsgeschichte des Auges, besonders der Retina. Würzburg. Natur-Wissenschaft. Zeitschrift*, B. IV. 1864.

[3] *Verhandlungen der Würzburger med. phys. Gesellsch.*

[4] Leydig, *Traite d'histologie comparée de l'homme et des animaux*, trad. de Lahillonne. Paris 1866.

[5] Heidenhain, *Die Absorptionswege des Fettes. Moleschot's Untersuchungen*, B. IV. 1858.

[6] *Archives* de Reichert et du Bois-Reymond, 1864, H. 4.

Il existe dans la substance fondamentale du tissu connectif un grand nombre de lacunes, de petites fentes, de cavités d'aspect et de diamètre variables; ces espaces interfibrillaires sont réunis entre eux et constituent ainsi un système de canaux interstitiels. C'est ce système que Recklinghausen a injecté dans la cornée, et dans l'intérieur duquel se trouvent, d'après lui, les corpuscules brillants, migrateurs, analogues aux corpuscules lymphatiques dont nous avons parlé plus haut.

Ce système de canaux plasmatiques de la cornée a été vivement attaqué par Harpeck[1] et en même temps par Hartmann[2], qui les considérèrent comme des produits artificiels dus au mode de préparation. Bientôt Recklinghausen, au moyen de sa méthode d'argentation, étendit ses recherches plus loin. Il admit que l'on trouve toujours, au niveau des points nodaux de réunion des canalicules, un noyau inclus. Il est bien entendu qu'il n'y a pas de parois limitantes, que les lacunes et les canalicules sont creusés dans le tissu connectif lui-même.

Tomsa[3] d'abord en 1862, puis Tomsa et Ludwig[4] en 1863 étudièrent les rapports des lymphatiques avec le tissu connectif du testicule et les virent communiquer avec les fentes. Tommasi[5] en 1863, Frey[6] en 1864 arrivent au même résultat; seulement ils s'éloignent de Recklinghausen en ce qu'ils admettent

[1] *Ibidem*, 1864, H. 2.

[2] *Ibidem*.

[3] Tomsa, *Beiträge zur Anatomie des Lymphgefässursprunges*. Wien 1862. Analysé dans la thèse de Beaunis. Strasbourg 1863.

[4] Ludwig et Tomsa, *Die Lymphwege des Hodens und ihr Verhältniss zu den Blut- und Samengefässen. Wiener Akademie Sitzungsbericht*, B. XLVI. Analysé dans le *Central-Blatt*. 1863.

[5] Tomasi, *Ueber den Ursprung der Lymphgefässe im Hoden. Archives de Virchow*, XXVIII.

[6] Frey, *Zur Kenntniss der lymphatischen Bahnen im Hoden. Archives de Virchow*, XXVIII, analysé dans le *Central-Blatt*. 1864.

des corpuscules du tissu connectif enclavés dans le tissu ambiant. Je crois, du reste, que le jeune anatomiste de Berlin a abandonné son opinion première, qui ne tendait à rien moins qu'à ranimer peut-être la lutte épuisée entre Henle et Virchow.

Ce système de canaux plasmatiques a été retrouvé dans les tendons, les membranes fibreuses. Ces prolongements viendraient, d'après Recklinghausen et d'après His[1] (1864), s'ouvrir dans les radicules lymphatiques par de petites ouvertures, de véritables stomates, situées entre les cellules épithéliales qui leur servent de parois.

Ces doctrines sur l'origine des vaisseaux lymphatiques dans le tissu conjonctif sont en ce moment trop peu élucidées pour qu'il soit permis de se prononcer sur leur valeur. Il vaut mieux réserver son opinion et attendre les résultats ultérieurs de l'observation. Nous aurons du reste à y revenir dans la partie physiologique de notre travail.

VAISSEAUX ET NERFS.

Dans les différentes espèces de tissu connectif les éléments vasculaires sont en proportions des plus variées.

Le tissu muqueux n'en contient pas.

Dans le cordon ombilical d'un enfant à terme les seuls capillaires que l'on puisse trouver existent auprès de l'insertion abdominale du cordon.

Ils ne s'élèvent guère, dit Virchow, à plus de cinq à six lignes au-dessus de la paroi abdominale et correspondent à la portion persistante.

« Quand ces capillaires s'élèvent plus haut, l'ombilic reste « plus volumineux, plus proéminent; il est déprimé au contraire

[1] His, *Ueber des Epithel der Lymphgefässwurzeln. Zeitschrift für wissenschaftliche Zoologie* XIII, analysé dans le *Central-Blatt.* 1863.

« quand la couche vasculaire ne remonte pas très-haut. Les ca-« pillaires forment la limite du tissu permanent; les parties ca-« duques du cordon ne contiennent pas de vaisseaux[1]. »

Quant au corps vitré chez l'adulte, il ne contient aucun vaisseau. L'artère capsulaire, qui chez le fœtus le traversait d'arrière en avant, est oblitérée, et c'est à peine si on en trouve encore quelques traces dans l'âge adulte.

Le tissu connectif ordinaire (ancien tissu cellulaire), outre les vaisseaux qui le traversent et auxquels il sert d'organe de soutien et de protection, paraît contenir des vaisseaux qui lui sont propres. D'après Richet[2] on parviendrait même à y injecter un assez beau réseau de capillaires tant artériels que veineux, d'une ténuité extrême.

Todd et Bowman[3] ont représenté dans une planche reproduite par Kölliker des lacis de vaisseaux entourant les cellules graisseuses du pannicule sous-cutané.

Les séreuses contiennent un grand nombre de capillaires remarquables, surtout dans les appendices ou franches synoviales.

Les tissus fibreux au contraire, tendons, aponévroses, ligaments, gaînes des tendons etc., ne présentent qu'un nombre extrêmement restreint de vaisseaux, qui ne pénètrent même jamais dans toute l'épaisseur de l'organe. On dirait même qu'en raison de la plus grande condensation des éléments connectifs les vaisseaux ont été comme expulsés des tissus, et en langage mathématique on pourrait dire que dans les tissus fibreux la richesse en vaisseaux est en raison inverse de la densité de leur trame.

[1] Virchow, *Pathologie cellulaire*, trad. de P. Picard. Paris 1861.

[2] Richet, *Anatomie médico-chirurg.* Paris 1860, 2e édit.

[3] Todd et Bowman, *The physiological anatomy and physiology of man.* London 1853.

Il n'en est pas de même du périoste et du périchondre, qui sont plus pourvus de vaisseaux que les autres membranes fibreuses, abstraction faite, bien entendu, de ceux qui ne font que les traverser.

Le système nerveux a-t-il des extrémités terminales destinées aux éléments connectifs? Question encore peu connue. Il va sans dire que du moment où le tissu conjonctif possède des vaisseaux, il doit aussi recevoir des nerfs vaso-moteurs.

Il ne s'agit pas précisément ici de cet ordre d'éléments nerveux, mais on peut se demander si le tissu connectif reçoit des éléments sensitifs par exemple.

Schlemm a décrit des nerfs dans la cornée; Kölliker[1] les a étudiés à son tour, et leur existence est aussi généralement admise.

Le périoste en contient également qui lui sont propres. Si Kölliker n'a pu trouver des nerfs dans les aponévroses, les gaînes des tendons et les bourses muqueuses, non plus que les petits tendons, Luschka[2] en a découvert dans les tendons volumineux comme le tendon d'Achille, le centre phrénique, le tendon rotulien.

CONSTITUTION CHIMIQUE DU TISSU CONNECTIF ET DE SES VARIÉTÉS[3].

Toutes les variétés du tissu connectif fournissent des matières protéiques, dont les réactions sont cependant différentes. Nous allons, pour les examiner, suivre le même ordre qui nous a servi pour l'étude anatomique.

1° *Tissu muqueux.* Il fournit une substance particulière dé-

[1] Kölliker, 4e édit., pl. 54.

[2] Luschka, *Die Anatomie des Menschen.* Tübingen 1863.

[3] Pour la rédaction de ce chapitre je me suis servi surtout des ouvrages de Gorup-Besanez et de Paul Schützenberger.

signée sous le nom de *mucine* qui n'est pas coagulable par la chaleur. Les acides la précipitent de ses dissolutions, surtout l'acide acétique et les acides minéraux; le précipité est soluble dans un excès de ces derniers, mais ne se dissout pas dans un excès d'acide acétique. Une solution de mucine traitée par l'eau et évaporée à siccité fournit une modification de la substance protéique qui est devenue insoluble.

Il semble que dans le tissu muqueux la mucine soit tenue en solution par les sels alcalins qu'on y rencontre normalement, et c'est peut-être à la quantité variable de ces sels que sont dues les différences de consistance que présente ce tissu dans l'économie (Gorup-Besanez).

La composition de la mucine est la suivante [1] :

Carbone	52,17
Hydrogène	7,01
Azote	12,64
Oxygène	28,18
	100,00

La mucine ne paraît pas contenir de soufre; elle est un dérivé des matières protéiques; mais comment ce produit se forme-t-il? C'est là une question à laquelle il paraît impossible de répondre.

Il existe en outre dans le tissu muqueux une certaine quantité d'albuminates, mais je n'ai pu trouver d'analyse que je puisse citer à ce sujet.

2° *Tissu connectif proprement dit.* Les trois éléments que l'on trouve toujours dans le tissu connectif proprement dit, la substance fondamentale, la cellule et les fibres élastiques, présentent des caractères chimiques différents.

La substance fondamentale est collagène; les deux autres éléments ne fournissent pas de gélatine par la coction.

[1] Gorup-Besanez, *Lehrbuch der physiologischen Chemie.* Braunschweig 1862.

Traitée par l'eau bouillante, la substance fondamentale du tissu connectif proprement dit se gonfle d'abord, puis se dissout entièrement et fournit la forme de gélatine connue sous le nom de *glutine*.

La glutine tirée des tendons se compose d'après Gorup-Besanez de :

Carbone	50,9
Hydrogène	7,2
Azote	18,3
Oxygène / Soufre	23,5

Si l'eau est acidulée, la transformation est beaucoup plus rapide. L'acide acétique la gonfle et la rend transparente; mais d'après Gorup-Besanez il ne la dissout pas, car si on vient à laver la préparation avec de l'eau et à neutraliser l'acide par l'ammoniaque, les fibrilles reprennent leur forme primitive.

L'action des alcalis caustiques est analogue à celle des acides; la solution de tissu connectif dans l'eau bouillante ne précipite pas par le cyanure jaune[1].

D'après les recherches de Rollet[2], il existerait dans le tissu connectif qui forme les tendons une substance albuminoïde particulière, dont les réactions diffèrent de toutes celles que fournissent d'ordinaire les composés protéiques.

Les tissus connectifs traités par le sublimé corrosif, l'alcool, l'alun et le tannin, changent de formes, se resserrent, cessent de se putréfier. Cette réaction a été mise à profit dans la préparation des cuirs.

Le tissu connectif cornéal présente quelques particularités chimiques remarquables. Ce n'est pas de la glutine qu'il fournit par la coction, mais de la chondrine ou plutôt une substance

[1] P. Schützenberger; *Chimie appliquée à la physiologie animale*. Paris 1864.

[2] Rollet, *Sitzungsbericht der Wiener Akademie*, B. XXXIX.

qui se rapproche de cette dernière; elle précipite par l'acide acétique, mais le précipité est soluble dans un excès d'acide, ce qui n'a pas lieu avec la chondrine (Gorup-Besanez). Comme cette dernière, la substance de la cornée précipite par les acides minéraux étendus, par l'alun, par l'acétate de plomb et le précipité se redissout dans un excès de réactif.

Tissu élastique. Les propriétés chimiques de ce tissu le distinguent nettement des autres variétés du tissu connectif. Par l'action prolongée de l'eau bouillante, le tissu élastique ne donne ni glutine ni chondrine.

Müller[1] est parvenu à obtenir du tissu élastique pur par une série d'opérations longues et délicates. Le produit ainsi obtenu et desséché présente un aspect jaunâtre; il est cassant et sensiblement fibrillaire; il gonfle par l'eau, par l'ammoniaque et l'acide acétique étendu. Cette substance n'est soluble ni dans l'alcool ni dans l'éther, non plus que dans l'eau ou l'acide acétique bouillants.

« L'acide acétique pur et concentré la colore en jaune pâle « et lui donne un aspect gélatineux; par l'addition d'ammo- « niaque, la couleur devient d'un rouge orange; sous l'influence « de l'action prolongée de l'acide nitrique, elle devient mu- « cilagineuse, et il se dégage du gaz. Traitée par l'ébullition « dans une solution de potasse concentrée, elle se dissout et « prend une coloration brunâtre; la solution neutralisée par « l'acide sulfurique et évaporée ne se prend pas en gelée, et ne « précipite pas par les acides, sauf par l'acide tannique» (Gorup-Besanez).

En traitant le tissu élastique par l'acide sulfurique étendu et la chaleur, on obtient des quantités considérables de leucine, un peu de tyrosine et de l'ammoniaque.

[1] Müller, *Zeitschrift für rationelle Medizin*, 3 R., B. X, H. 2.

L'hypochlorite de soude en solution concentrée attaque le tissu élastique, et il se produit un dégagement d'azote. Robin et Verdeil[1] ont donné à la substance spéciale du tissu élastique le nom d'*élasticine;* elle a été analysée en dernier lieu par Tilanus[2] et W. Müller. Voici les résultats qu'ils ont obtenus:

	Tilanus.	W. Müller.
Carbone.	55,65	55,72
Hydrogène	7,41	7,67
Azote	17,74	15,71
Oxygène.	19,20	20,70

Le tissu élastique bien purifié ne contient pas de soufre.

En comparant ces analyses à celles des substances azotées qui se rapprochent de l'élasticine, on trouve que celle-ci contient 4 à 5 p. 100 de carbone de plus que le tissu connectif, et 3 p. 100 de plus que la chondrine (M. Sée).

Voici maintenant un tableau comparatif des analyses faites par M. Schulze, Vienholt et His[3]. Les analyses de Schulze ont été faites sur le tissu élastique des artères; elles sont au nombre de quatre; les chiffres que j'indique sont ceux obtenus par ce physiologiste dans ses premières expériences, qui me semblent les plus complètes.

	Tissu connectif.		Tissu élastique des artères.
	His.	Vienholdt.	M. Schulze.
Eau	758,8	575,0	693,0
Matières solides	241,2	425,0	307,0
Éléments insolubles dans l'eau .	28,4	325,3	186,3
Albuminate de soude	»	»	64,5
Albumine	»	15,4	22,7
Substance collagène	203,8	»	»
Extraits alcooliques.	»	8,3	22,7 (extraits alcooliques et aqueux)
Extraits aqueux	»	76,0	
Sels solubles dans l'eau. . . .	8,4	»	7,4
Sels insolubles dans l'eau. . .	1,1	»	3,4

[1] Robin et Verdeil, *Chimie anatomique.*

[2] M. Sée, *Du tissu élastique.* Paris 1860.

[3] Ce tableau est emprunté à Gorup-Besanez.

Pour ce qui est des cellules graisseuses, je n'ai rien à ajouter à ce que j'ai dit plus haut, si ne n'est que la cuticule d'enveloppe, qui persiste après la dissolution de la matière grasse par l'éther ou l'alcool bouillant, peut se dissoudre dans les acides minéraux, la potasse ou l'acide acétique ; d'autres fois, au contraire, elle résiste à l'action de ces agents.

Quant au pigment, son histoire chimique n'est pas encore suffisamment étudiée ; il semble cependant, d'après Gorup-Besanez, que la matière colorante se trouve en dissolution dans une matière grasse.

CHAPITRE II.

Physiologie.

Physiologie des éléments cellulaires du tissu connectif.

Les corpuscules plasmatiques jouent un très-grand rôle soit dans l'accroissement de nos tissus, soit dans leur nutrition ; ils présentent donc une vitalité qui leur est propre. Dans le jeune âge, dans la période de formation de notre organisme, ces éléments jouissent d'une activité remarquable ; on les voit végéter, se multiplier, proliférer, quoique conservant toujours leur disposition et leur forme normale ; sitôt, au contraire, que la période d'accroissement est terminée, leur vitalité semble rentrer à l'état latent ; leur végétation s'arrête, et il paraîtrait qu'ils n'ont plus d'autres fonctions à remplir que de concourir à la nutrition des tissus. Mais survienne une cause, même minime, d'irritation, le mouvement recommencera ; et alors de deux choses l'une, ou bien le mode de prolifération continuera d'être normal, et la production sera normale également, ou bien la végétation donnera des produits qui seront dans leurs formes, dans leurs mesures, incorrects, imparfaits, pathologiques.

Pour Henle [1], qui n'est pas encore décidé à admettre l'existence de ces corpuscules, et qui ne les considère que comme des lacunes contenant un noyau, c'est à ce dernier qu'il attribue toute l'action métabolique dans l'accroissement ou la reproduction du tissu connectif.

Mais comment faut-il envisager les corpuscules plasmatiques? Sont-ce des productions spéciales? Non, comme nous le verrons; ils dérivent en ligne directe des corpuscules embryonnaires, et l'opinion qui nous semble vraie est celle qui ne les envisage que comme des restes de ces cellules formatrices, dont l'action s'est arrêtée au moment où l'organisme s'est trouvé achevé.

Ils conservent donc toute la vitalité, toutes les propriétés qui les distinguent dans la période du développement; seulement celles-ci restent latentes et ont besoin, pour se révéler de nouveau, d'une force irritative quelconque.

Si donc les corpuscules plasmatiques ne sont que des corpuscules embryonnaires, ils doivent posséder également la propriété de se transformer en éléments variés, et de pouvoir produire à leur tour des tissus nouveaux analogues à ceux que formaient leurs ancêtres pendant la période de développement, tels que vaisseaux capillaires, fibres nerveuses etc.

Nous avons vu, dans la partie anatomique de notre travail, qu'il est des organes complétement ou presque complétement dépourvus de vaisseaux; ainsi, sans parler du corps vitré, dont la nutrition n'est pas encore bien connue, nous savons que la cornée se nourrit, qu'elle répare facilement ses pertes de substance, que ses altérations sont fréquentes; il en est de même

[1] *Henle und Meissner's Bericht, etc.*, 1858. Passim.

des tendons, dont le système vasculaire est très-imparfait etc. C'est précisément en cela que consiste la grande découverte de Virchow.

Il a, en effet, cherché à prouver, et ses opinions sont, sauf quelques modifications, assez généralement adoptées aujourd'hui, que les cellules plasmatiques, anastomosées entre elles par leurs prolongements, établissent ainsi un réseau canaliculé, à travers lequel les sucs nutritifs, transsudés des vaisseaux capillaires, peuvent se répandre dans l'intimité des tissus, et assurer ainsi la nutrition régulière et parfaite de l'organisme.

Cette idée, fort belle dans sa conception, entraîne comme conséquence la théorie des territoires cellulaires, d'après laquelle chaque cellule tient sous sa dépendance nutritive une certaine partie de substance fondamentale avoisinante. Les observations pathologiques de l'illustre professeur de Berlin ont complétement confirmé cette théorie. Mais dans son opinion, la cellule a une enveloppe, un contenu et un noyau; le contenu est fluide ou liquide; les prolongements sont canaliculés. Il était facile alors de comprendre la pénétration du liquide nutritif dans l'intérieur du système et, pour ainsi dire, son mode de circulation.

Aujourd'hui cependant que la membrane d'enveloppe est niée, qu'il paraît même qu'elle n'existe que fort rarement et que le contenu (protoplasma) est une substance non liquide, mais de consistance variable, que les prolongements anastomosés ne sont eux-mêmes que des poussées latérales protoplasmatiques non canaliculées, j'avoue que je ne comprends plus aussi facilement le mouvement nutritif.

En effet, ce protoplasma peut-il absorber des sucs nourriciers? Est-il susceptible d'imbibition? Et ces prolongements si fins s'imbibent-ils aussi de proche en proche pour transporter dans l'intimité de la substance fondamentale le liquide nourricier? Ce sont là des questions que m'a suggérées l'étude du sujet qui m'occupe; j'en laisse la solution au temps et surtout à de plus habiles que moi.

Dès que Siebold en 1841 eut démontré l'existence de mouvements particuliers dans les cellules embryonnaires d'animaux inférieurs, les observateurs se mirent à l'œuvre, et leurs découvertes enrichirent successivement la science de faits tout nouveaux, et il paraît aujourd'hui parfaitement démontré que toutes les cellules jouissent de cette propriété vitale si remarquable. Les corpuscules plasmatiques la possèdent également. On peut voir sous le microrcope ces cellules se modifier, se contracter et changer de forme; les mouvements sont tantôt lents tantôt rapides. Quelquefois on les voit se produire par secousses presque convulsives; d'autres fois le mouvement est continu; tantôt il se fait dans la direction des deux pôles, tantôt au contraire ce n'est qu'à une extrémité de l'axe qu'il se produit. Mais, de plus, on voit également, surtout dans les corpuscules lymphatiques, naître de leur superficie, et aux dépens de leur masse, un prolongement long et filiforme; cette végétation s'accompagne bientôt de quelques autres analogues, naissant soit d'un point limité, soit de toute l'étendue de la superficie de la cellule, qui, dans ce dernier cas, prend un aspect étoilé.

Ces prolongements se divisent à leur tour et finissent ainsi par constituer un véritable réseau. Mais il suffit d'un attouchement très-léger pour les faire revenir sur eux-mêmes et rentrer dans la masse corpusculaire. Après quelque temps le phénomène recommence; il est à remarquer que tous ces changements de forme n'altèrent en rien le volume de la cellule, et qu'après le retrait des différents prolongements la masse cellulaire est revenue au même volume qu'avant leur poussée.

Mais à quelles parties de la cellule sont dus ces mouvements?

C'est là une question que les auteurs envisagent différemment suivant leur manière de comprendre ce petit organe.

Les uns, Reichert entre autres, les attribuent à la cuticule d'enveloppe. Les autres, M. Schulze et Kühne au contraire, rejetant l'existence de cette membrane, affirment que tous les mouvements sont dus aux propriétés du protoplasma. Kühne les a surtout étudiés dans les cellules plasmatiques de la cornée.

Une autre espèce de mouvement vital cellulaire est celui que Recklinghausen a signalé pour les noyaux inclus dans les canalicules creusés dans l'intimité du tissu connectif. Déjà Kölliker en avait signalé d'analogues dans les téguments extérieurs des ascidies. D'après Recklinghausen, ces corpuscules peuvent par des mouvements progressifs quitter leur lieu d'origine, le tissu connectif, et gagner la surface des membranes. Ils peuvent en outre cheminer dans l'intérieur des canalicules plasmatiques du tissu connectif, dont la facilité de distension permet aisément cette migration.

« Tous ces déplacements diffèrent entièrement des déplace-
« ments moléculaires des dépôts inorganiques; ils cessent par
« des influences qui compromettent la vie de ces cellules et dis-
« paraissent complétement lorsqu'elles meurent; la contexture
« de ces cellules est précisément telle que, loin de former des
« vésicules circonscrites par une membrane et remplies de li-
« quide, elles ne consistent qu'en une masse molle formée de
« corpuscules; au repos ces molécules sont ordinairement ac-
« cumulées autour d'un noyau et forment souvent des jetées qui
« s'irradient vers les bords, c'est ce qu'on observe dans les glo-
« bules blancs. Si l'on fait passer à travers les cellules un cou-
« rant d'induction, le mouvement molléculaire s'arrête[1].

[1] Sée, *Leçons de physiologie clinique*, recueillies par M. Raymond, *Gaz. méd.* 2 mai 1865.

Une température de 40 à 45 degrés centigrades agit de la même manière, et la substance protoplasmatique semble se coaguler. L'eau ainsi que les alcalis et les acides étendus accélèrent d'abord le mouvement, puis le font disparaître.

Ce sont donc là, je ne saurais trop le répéter, des mouvements propres à ces petits organismes, mouvements inexpliqués jusqu'ici, mais dont l'étude ultérieure pourra peut-être amener des conséquences remarquables.

Nous avons vu dans le chapitre consacré à l'anatomie que, d'après les recherches les plus modernes, il semble que les radicules lymphatiques soient en connexion avec les éléments connectifs. Habitué, par les leçons de Küss, de Strasbourg, à envisager les couches épithéliales comme le terrain d'implantation de ces origines, ce n'est, je l'avoue, qu'à contre-cœur que j'ai dû me résigner à admettre les résultats des travaux de ces dernières années. Déjà la thèse d'agrégation de mon ami et collègue Beaunis, avait battu mes idées en brèche; mais depuis lors les faits se sont confirmés, des auteurs qui, comme His, combattaient encore les opinions de Recklinghausen, sont venus lui donner l'appoint de leur expérience incontestable.

D'après cette nouvelle manière d'envisager les origines lymphatiques, les corpuscules de la lymphe, et par suite les globules blancs du sang ne seraient que des noyaux de cellules plasmatiques, mais alors, dans les vaisseaux blancs on devrait en trouver toujours au moins un certain nombre avant leur entrée dans les ganglions.

S'il paraît démontré qu'il en existe dans les chylifères avant leur entrée dans les ganglions mésentériques, on n'est pas encore aussi avancé pour ce qui regarde les lymphatiques proprement dits, du moins pour ceux des membres.

Il faut donc conclure, ou bien que la transformation des éléments nucléaires du tissu connectif a encore besoin d'être appuyée par des preuves plus concluantes, ou bien que cette production n'est pas normale, et ne pourrait à la rigueur exister que dans des cas pathologiques.

Quant au liquor de la lymphe, étant admis qu'il n'est qu'une transsudation des capillaires sanguins, et que, d'un autre côté, le réseau anastomosé des corpuscules plasmatiques communique avec les capillaires lymphatiques, il est aisé de comprendre cette circulation particulière, sauf le point d'interrogation que je posais plus haut, au sujet de la constitution intime de ce réseau.

Pour ce qui est du tissu adénoïde de His, il semble que cette forme spéciale, surtout celle qui dépend du canal digestif, soit plutôt en connexion directe avec le système lymphatique que le tissu connectif ordinaire.

Pour le réticulum décrit par Frey dans les alvéoles et les organes lymphoïdes, la question posée plus haut se reproduit encore. Les globules lymphatiques qui, de toute évidence, se forment dans ces organes, sont-ils des dérivés des cellules plasmatiques dont ils représenteraient le produit d'activité?

La question est encore fort obscure, mais il ne semble pas trop étrange d'admettre que les cellules plasmatiques, reliquat des cellules embryonnaires, sont, une fois la période d'accroissement terminée, chargées de remplacer dans le sang les globules disparus, globules qui, nous le savons, procèdent originairement des cellules embryonnaires.

Le réticulum analogue que Frommann a étudié et décrit dans les organes nerveux centraux, me semble devoir plutôt se rattacher à une formation de tissu élastique, car il me paraît difficile de lui assigner d'autre signification que celle de substance de séparation, d'isolement des tubes nerveux. Je n'insiste pas sur ce sujet, car ainsi que je l'ai fait voir dans la partie anatomique, on n'est pas encore fixé sur la part qui revient à l'élément connectif dans la constitution intime des organes nerveux centraux.

Physiologie du tissu connectif.

Les propriétés physiologiques de ce tissu sont en relation avec son organisation intime.

Tantôt il est d'une transparence admirable, comme dans le corps vitré et la cornée, tantôt au contraire il est opaque, d'une couleur nacrée, comme dans les tendons et les aponévroses, ou bien jaunâtre suivant le plus ou moins grand nombre d'éléments élastiques qu'il contient. Sa ténacité varie avec la condensation de ses parties fibrillaires; son élasticité est en raison de sa constitution: les ligaments jaunes, par exemple, jouissent d'une élasticité remarquable et parfaite. Le tissu connectif ordinaire (ancien tissu cellulaire) n'en possède qu'une fort minime, quoique cependant il se laisse étirer, mais lui aussi contient des éléments élastiques.

Je ne décrirai pas ici les propriétés physiologiques des différents organes formés par le tissu connectif, tendons, séreuses, membranes fibreuses etc. Cette étude sortirait de mon cadre; je me bornerai à dire quelques mots du rôle d'élément de remplissage que l'on assigne au tissu connectif ordinaire.

Considéré pendant longtemps comme une glu organique dans laquelle se trouveraient plongés nos organes, il était assez naturel alors de ne pas lui attribuer de vitalité spéciale. Mais Bichat le premier fit ressortir l'activité vitale de ce tissu; il reconnut son pouvoir de reproduction, sa susceptibilité de végéter à l'excès et de donner ainsi naissance à des productions pathologiques. Sans aucun doute, le tissu connectif constitue une masse de remplissage entre les organes et les parties d'organes du corps humain; mais cet élément interposé n'est pas indifférent, amorphe, il a son autonomie, sa vie propre. Il sert d'organe de soutien

4

aux nerfs et aux vaisseaux, aux cellules épithéliales glandulaires etc., mais il vit lui-même, et quand ces parties organiques qu'il protégeait viendront par une cause quelconque à être divisées, à disparaître, c'est lui qui envahira la place qu'ils occupaient.

L'on peut, à juste titre je crois, considérer l'économie comme formée d'une masse de tissu connectif, au milieu de laquelle sont disposées çà et là des parties élémentaires différentes qui forment des organes par leur rapprochement en certains endroits. Quant à sa nutrition, je n'y reviendrai pas; j'ai déjà trop insisté peut-être dans les chapitres précédents sur le réseau plasmatique pour que j'en parle encore ici.

Insensible ou à peu près à l'état normal, le tissu connectif peut, à l'état morbide, donner lieu à des manifestations douloureuses très-intenses. Mais si l'on comprend que la cornée, le périoste etc. qui contiennent des nerfs puissent être douloureux par eux-mêmes, le tissu connectif aréolaire, qui paraît ne pas en recevoir qui lui soient propres, comment devient-il sensible? Il est probable que ce n'est que par la compression qu'il exerce alors sur les éléments nerveux qui le traversent pour se rendre à d'autres organes, éléments auxquels il sert de support et de soutien.

CHAPITRE III.

Développement.

Tous les tissus de substance connective dérivent du feuillet intermédiaire du blastoderme (Reichert). Les corpuscules plasmatiques ne sont que les cellules embryonnaires en excès, que l'évolution des tissus a laissées sans emploi, et qui se trouvent incluses dans la substance fondamentale. C'est là du reste l'opinion admise aujourd'hui par tous les micrographes.

Quant à la genèse de la substance fondamentale, nous nous trouvons en présence d'opinions variées, parfaitement résumées par Kölliker dans son *Traité d'histologie*, mais comme les opinions de cet auteur lui-même se sont modifiées depuis la publication de la traduction de son ouvrage et ne sont exposées que dans la quatrième édition allemande, je suis obligé d'insister sur ce point essentiel.

Schwann, conséquent avec lui-même, admit que la cellule embryonnaire s'allonge, se fendille à ses extrémités, puis dans toute sa longueur, et forme ainsi des faisceaux et des fibrilles. Les éléments élastiques proviendraient d'une métamorphose analogue, mais quelque peu modifiée des cellules embryonnaires. C'est là la théorie que soutint Kölliker pendant de longues années, et ce n'est qu'en 1861, à la suite des travaux entrepris pour élucider cette question, qu'il abandonna les opinions de Schwann.

Henle ne voyait dans la substance fondamentale qu'un blastème homogène, avec noyau inclus. D'après lui, c'est cette substance qui se fendille, et constitue ainsi les faisceaux de fibrilles; quant aux noyaux, ils s'allongent, se transforment chimiquement et histologiquement, pour constituer des *fibres de noyau*, nom sous lequel on désigna pendant quelque temps les fibres élastiques, mais qui est abandonné aujourd'hui. Plus tard, ses opinions se modifièrent, et il soutient maintenant que l'origine des fibres élastiques ne doit pas être attribuée aux noyaux, mais à la transformation de la substance fondamentale.

Reichert, s'éloignant des théories précédentes, considère le tissu connectif comme formé d'une masse homogène, transparente ou granuleuse, contenant des noyaux. Le célèbre embryologiste admet que les cellules embryonnaires se fusionnent avec une masse homogène interposée, pour constituer ainsi la substance fondamentale.

Enfin Virchow et en même temps que lui Donders découvrent la cellule plasmatique. Pour ces deux observateurs, « la masse « fondamentale des substances conjonctives est une substance « intercellulaire qui ne se développe pas aux dépens des cel« lules. »

Kölliker, en soutenant la théorie de Schwann, en arrivait à rejeter l'analogie de développement entre le tissu connectif et les autres membres de la famille des tissus conjonctifs, le cartilage par exemple, et il se trouvait contraint d'admettre que le tissu connectif provient de deux espèces de cellules particulières, dont les unes sont destinées à produire la substance fondamentale et les autres les corpuscules plasmatiques.

« La substance fondamentale de ce tissu procède de cellules « fusiformes ou étoilées, *lesquelles n'ont aucun rapport direct « avec les corpuscules du tissu conjonctif*[1]. » Mais en 1861 ses opinions se modifient, et comme il a été jusqu'alors le plus puissant adversaire de Virchow et de Donders, comme, de plus, la nouvelle édition n'est pas connue en France, je traduis : « Des « études entreprises récemment sur le développement du tissu « connectif m'ont néanmoins démontré que les cellules, que je « considérais jusqu'ici comme les éléments embryonnaires des « faisceaux fibrillaires connectifs, ne sont que des corpuscules « plasmatiques, et que, de plus, la substance fondamentale col« lagène n'est qu'une masse intercellulaire. Je me rattache donc « de tout point aux opinions de Virchow et de Donders, et, « comme eux, je soutiens que cartilage, os et tissu connectif, « j'ajouterai de plus l'ivoire et le tissu élastique, se corres« pondent tant par leurs cellules que par leur substance fon« damentale. »

Mais d'où provient cette substance fondamentale? Est-elle

[1] Kölliker, traduction de Béclard et M. Sée. Paris 1855.

due à une sécrétion des cellules, ou est-elle une modification du blastème primordial, produite sous l'influence métabolique de ces petits éléments? Ce sont là des questions qui restent à résoudre.

Les partisans de l'opinion de Schulze et de Kühne nous fournissent une explication, qui, si elle n'est pas exacte, a au moins pour elle la clarté et la simplicité. Pour eux, en effet, la substance fondamentale est du protoplasma modifié; elle est formée par les cellules embryonnaires dépourvues d'enveloppe, qui se sont fondues ensemble. Quant à leur noyau, avec la petite quantité de protoplasma qui les entoure encore et qui ne s'est pas modifiée, ils sont devenus les corpuscules plasmatiques. Rien de plus simple, de plus aisé à comprendre, sans doute, mais il faudrait, avant tout, nous expliquer mieux qu'on ne l'a fait jusqu'ici ce que c'est au juste que ce protoplasma, doué de propriétés si remarquables, et il faudrait ensuite démontrer le fait *de visu*, et non par de simples assertions hypothétiques.

Développement du tissu connectif.

Le tissu connectif procède dès l'abord de cellules embryonnaires arrondies; puis, au bout de peu de temps, on voit s'interposer entre elles une couche de substance amorphe homogène, contenant à ce moment de la mucine ou de l'albumine, (d'après Kölliker). Bientôt, par une modification encore inconnue, la matière protéique devient de la gélatine; les corpuscules s'allongent, deviennent fusiformes ou étoilés; leurs prolongements se forment, s'allongent, se rencontrent, s'anastomosent, et la cellule plasmatique avec son noyau se trouve constituée. Pendant que cette modification corpusculaire s'est effectuée, la masse fondamentale s'est divisée, elle s'est fibrillée, et a constitué ainsi les fibrilles et les faisceaux connectifs. J'ai déjà indiqué plus haut comment les éléments se disposent, et constituent par leur groupement, tantôt parallèle, tantôt entre-croisé, tantôt aréolaire, les tendons, les fibreuses, les séreuses, les ligaments, le tissu connectif ordinaire (cellulaire), je n'y reviendrai pas. Vient-il à se déposer de la graisse dans le tissu, un certain nombre de cellules plasmatiques s'infiltreront de cette substance, qui les gonflera, les distendra. Une fois formés, les faisceaux connectifs continuent à croître en longueur et en grosseur, jusqu'à ce qu'ils aient atteint les dimensions qu'ils doivent présenter dans l'âge adulte. Leur nutrition pendant cette période d'accroissement se fait par l'intermédiaire du système des canalicules et des cellules plasmatiques.

En résumé, au début de la vie, le tissu connectif passe par le degré de tissu muqueux. S'il ne se modifie pas, il pourra devenir le corps vitré. Quant à la gelée de Warthon, d'après les phénomènes qui s'y passent jusqu'à la naissance, phénomènes que nous avons décrits, l'on peut en les étudiant assister à la transformation successive du tissu muqueux en tissu connectif ordinaire ; si elle n'est pas complète, c'est que le cordon est caduc, qu'il doit tomber à sa naissance avant que l'évolution ait été terminée.

Il nous reste encore à faire connaître la formation de l'élément élastique. Déjà nous savons que Henle considéra d'abord la fibre élastique comme le produit de l'évolution du noyau embryo-plastique et lui donna le nom de *fibre de noyau;* nous savons de plus qu'il abandonna plus tard cette opinion et attribua la formation de l'élément élastique à la substance fondamentale.

Reichert avait adopté cette dernière idée. Donders, au contraire, déclara que la fibre élastique provient d'une cellule plasmatique modifiée. Virchow se rattacha à sa doctrine, que Kölliker vint encore soutenir en croyant démontrer que ce ne sont pas seulement les fibres élastiques fines qui ont cette origine, mais encore les plus grosses. En 1861 Kölliker reprend cette étude sur le ligament cervical d'un embryon de mammifère, et démontre alors victorieusement que Donders, Virchow et lui-même s'étaient trompés jusqu'alors et qu'il faut en revenir définitivement à l'opinion de Henle et de Reichert. Il paraît avoir rallié maintenant à peu près tout le monde à son avis. Cependant, d'après Hessling, qui déjà en 1852 avait adopté les opinions de Henle, il y aurait quelques fibres élastiques dont l'origine cellulaire est incontestable. Une fois transformée en tissu élastique, la substance fondamentale présente, nous l'avons vu, des modifications chimiques et morphologiques considérables. Comment se fait cette transformation? Si ce n'était là qu'un simple épaississement des fibres connectives, l'on ne comprendrait pas pourquoi les deux tissus ne se comportent pas de la même manière vis-à-vis des réactifs; tout au plus devrait-il être besoin d'une action plus prolongée. Il y a donc là évidemment une modification d'une autre nature, d'une espèce plus intime, sur le mode d'évolution de laquelle il vaut mieux avouer notre ignorance que de risquer des hypothèses.

Quant au développement du tissu adénoïde et de ses variétés (névroglie, fibres radiées de la rétine), il n'est possible pour le moment de rien affirmer. Si, en effet, ce tissu n'était que le produit de cellules plasmatiques modifiées, ce que Babuchin paraît avoir démontré pour la rétine, il semblerait qu'il faille, au point de vue du développement, lui assigner une place spéciale dans les tissus connectifs, à moins d'admettre avec Hessling que des fibres élastiques peuvent provenir de transformations de cellules, et alors ce tissu, ainsi que je l'ai déjà fait pressentir, ne serait qu'une variété plus délicate de fibres élastiques, un tissu élastique dont le développement n'est pas arrivé jusqu'à sa parfaite évolution.

Arrivé au terme de l'anatomie et de la physiologie du tissu connectif, il est impossible de ne pas être frappé de la masse et de l'importance des résultats obtenus dans ces dernières années par les savants et consciencieux observateurs d'outre-Rhin. Sans doute, au milieu de toutes ces découvertes, il en est qui sont encore contestables; sans doute, il en est qui demain seront démenties, mais d'autres se confirmeront et seront appelées à avoir de grands résultats physiologiques.

L'on dira peut-être qu'il est difficile de saisir la vérité au milieu des divergences d'opinions que nous avons rencontrées à chaque pas. Oh oui! j'accorde que tout n'est pas élucidé, mais ce n'est pas en un jour que l'on peut avoir la prétention de tout éclairer. Il faut attendre patiemment qu'un labeur acharné et prolongé ait obtenu ce résultat. La science de l'anatomie générale ne date que de Bichat, qui fut son Lavoisier. Comptez le nombre des faits acquis depuis la mort de ce grand génie, et admirez.

CHAPITRE IV.

Physiologie pathologique et pathologie générale du tissu connectif.

C'est dans le tissu connectif et ses dérivés que se trouve, d'après l'école de Virchow, l'origine de la plupart des produits pathologiques organisés. Nous ne croyons pas inutile de résumer rapidement quelques-unes de ces doctrines qui ont tant de mal à obtenir justice chez nous, d'autant plus que la faculté de Strasbourg suit cette voie nouvelle qui est celle du progrès. Nous trouvons du reste dans l'anatomie pathologique des preuves nombreuses et irrécusables, suivant nous, de l'importance du tissu connectif, de son ubiquité et de l'activité des phénomènes nutritifs dont il devient le siége sous l'influence d'une irritation.

Au point de vue pathologique, comme au point de vue du développement, nous nous rallions sans hésiter à l'école de Berlin : *omnis cellula a cellula,* et nous nous croyons le droit de partir de ce principe comme d'un axiome sans chercher à le démontrer. C'est l'élément cellulaire du tissu connectif, c'est la cellule plasmatique, qui donne naissance à la plupart des formations normales ou pathologiques vivant et se transformant dans l'organisme des animaux supérieurs.

Elle n'est pas seule appelée à cette procréation; les épithéliums y concourent pour une large part, soit à l'état pathologique, soit surtout à l'état physiologique, mais leur rôle, plus important peut-être au point de vue de la nutrition de l'individu, l'est beaucoup moins au point de vue du développement des tissus normaux ou morbides. De plus, les produits de formation nouvelle provenant des épithéliums sont toujours simples (*Histioïdes*, V.), tandis que ceux qui reconnaissent pour origine la cellule plasmatique peuvent être, soit simples, soit composés. Ce même élément anatomique nous donnera, tantôt du pus, du tubercule, tantôt un tissu d'un ordre plus élevé, vaisseaux, os, cartilages etc., et tantôt nous en verrons provenir des pseudoplasmes qui par leur organisation complexe ont été comparés à nos organes (*Tumeurs organoïdes*, V.), kystes séreux, adénômes, sarcômes, carcinômes etc.

Avant de suivre le développement de quelques-uns de ces pseudoplasmes aux dépens du tissu connectif, rappelons-nous qu'il se présente dans l'organisme sous des états très-différents, qui sont, les uns favorables, les autres réfractaires aux transformations pathologiques. Plus il s'éloigne de l'état embryonnaire et plus il résiste à toute influence qui aurait pour résultat d'activer sa nutrition languissante et de provoquer dans ses éléments momifiés des phénomènes de formation nouvelle.

Les éléments du tissu fibreux ont pour ainsi dire franchi

l'âge critique; ce n'est qu'assez exceptionnellement qu'on les verra se transformer, et encore sera-t-on en droit de se demander s'ils n'ont pas disparu par atrophie pour faire place aux éléments nouveaux et si la prétendue transformation n'est pas une simple substitution. Au contraire, les feuillets connectifs jeunes et délicats qui enveloppent les vaisseaux et les nerfs, ceux qui entourent certains lobules glandulaires et ceux qui forment les couches superficielles du derme, deviennent très-fréquemment le siége d'un travail hypertrophique qui aboutit à une prolifération cellulaire suivie d'une hypertrophie proprement dite, ou d'une transformation de tissu.

Les dérivés du tissu connectif, tels que l'os et le cartilage, sont aussi réfractaires que le tissu fibreux: on y suit assez fréquemment l'hypertrophie simple et l'atrophie, mais ils semblent échapper aux transformations métamorphiques. Une observation superficielle pourrait seule faire croire à leur fréquence dans le *tissu osseux :* en effet, les *os* nous en fournissent de nombreux exemples, mais ces produits de formation nouvelle ont pour point de départ, non le tissu osseux et la cellule osseuse, mais le tissu connectif et la cellule plasmatique des espaces médullaires des canaux de Havers et de la couche profonde du périoste.

Nous est-il permis de rappeler ici que dès 1845, Küss, de Strasbourg[1], suivait l'infiltration d'un cancroïde de la lèvre dans le tissu connectif qui enveloppe l'artère mentonnière, jusque dans le trou mentonnier et dans le canal dentaire inférieur? D'autres pseudoplasmes débutent dans le tissu médullaire, d'autres dans la couche ostéogène du périoste et toujours aux dépens des cellules plasmatiques. La pression qu'ils exercent, grâce à leur développement excentrique, détermine l'atrophie

[1] *Gaz. méd. de Strasbourg*, 1845.

des couches osseuses qui les environnent. Il y a là substitution et non transformation réelle.

Aux différences anatomiques et physiologiques que présente le tissu connectif, suivant l'état de développement auquel il est arrivé, correspondent donc des différences pathologiques non moins tranchées. Plus il s'éloigne de l'état embryonnaire, moins il est apte à subir des tranformations nouvelles.

Ceci étant posé et sans entrer dans les nombreux détails que nous offrent l'anatomie et la physiologie pathologiques, suivons d'une manière générale quelques-unes des transformations, improprement appelées dégénérescences, que peut subir le tissu connectif sous l'influence des causes morbides que l'école de Berlin réunit sous le nom d'*irritation.*

Le premier phénomène qui se présente à nous est une exagération des phénomènes nutritifs (*irritation nutritive*). L'assimilation l'emporte sur la désassimilation, la cellule plasmatique augmente de volume, son noyau se segmente, elle se segmente à son tour et donne naissance à une génération de jeunes cellules arrondies. La première segmentation en a produit deux, la deuxième quatre, la troisième huit, et ainsi de suite. Ces éléments nouveaux ne présentent, ni dans leur forme, ni dans leur aspect, rien de caractéristique. Que deviendront-ils plus tard? Rien en eux ne l'indique. C'est l'état embryonnaire (*Embryonzellen*, *Granulationszellen*); c'est le stade indécis (*Indifferenzpunkt*); il n'y a eu jusqu'ici qu'hypertrophie et prolifération des cellules plasmatiques; notons toutefois que la substance intercellulaire a dû se modifier et se ramollir pour s'adapter à cette modalité nouvelle. Ces éléments de formation nouvelle, par les transformations qu'ils vont subir, pourront donner naissance à des produits très-variés, à du tissu de granulation et à des cicatrices, à du pus, à du tubercule, à du sarcôme, à du carcinôme etc. Prenons quelques exemples.

Que se passe-t-il du côté du tissu connectif dans une plaie qui va suppurer, se couvrir de bourgeons charnus et se combler par la formation d'un tissu de cicatrice? Les cellules plasmatiques s'hypertrophient, prolifèrent, et les éléments de formation nouvelle, un moment à l'état embryonnaire, deviennent les uns des cellules plasmatiques qui se ramifient, s'anastomosent entre elles et s'enveloppent d'une couche intercellulaire molle et succulente; les autres, les plus superficiels, deviennent granuleux, arrondis, multinucléaires (globules inflammatoires, globules de Klüge, globules de pus).

D'autres enfin atteignent une organisation plus élevée: on les voit s'alligner en chapelet et former des cordons bientôt cylindriques et perméables, qui s'abouchent avec les ramifications vasculaires voisines: un capillaire s'est formé. C'est donc un travail de développement continu, ayant son point de départ dans la cellule plasmatique, qui donne naissance à la couche des granulations, aux anses vasculaires qu'elle contient et au pus qui la recouvre. Lorsque la perte de substance est comblée, lorsque la cicatrice s'est recouverte d'un feuillet épithélial, son tissu se transforme par un véritable travail de sclérose. Ses éléments se raccornissent, la substance intercellulaire condensée devient plus sèche et finement striée, les vaisseaux comprimés s'atrophient et disparaissent; la cicatrice se rétracte, durcit et pâlit.

Un processus analogue se produisant dans l'intimité de nos organes sans formation de pus est qualifié du nom de *cirrose* (foie, poumon, centres nerveux).

Virchow, Villemin, Paulicki et bon nombre d'autres observateurs ont suivi le développement du *tubercule* aux dépens de la cellule plasmatique. Le début du travail pathologique est à peu près identique à celui que nous venons d'esquisser rapidement : prolifération par segmentation donnant naissance à un amas d'éléments de formation nouvelle; ceux-ci restent accolés les uns aux autres; ils ne sont susceptibles d'aucune organisation ultérieure; les processus nécrobiotiques s'en emparent presque dès leur naissance; ils s'infiltrent de granulations graisseuses, se ramollissent et se détruisent.

Au point de vue de leur origine, de leur mode de développement et de leur évolution pathologique, les *tumeurs gommeuses* ne diffèrent pas d'une façon sensible des tubercules.

Dans les *fibrômes*, nous assistons à l'hypertrophie simple du tissu connectif. Les tumeurs fibreuses nous présentent toutes les variétés que nous offre à l'état normal la substance connective. Les unes sont dures, exsangues, sèches, criant sous le scalpel comme le tissu fibreux proprement dit; d'autres sont molles et même succulentes, et au dire de Virchow on pourrait aussi rencontrer de ces pseudoplasmes formés d'un tissu analogue à la névroglie. Il en a fait une classe à part qu'il distingue des fibrômes sous le nom de *gliômes.* D'après lui, bon nombre de tumeurs décrites jusqu'à nos jours sous le nom de *fongus médullaires* appartiendraient à la classe des gliômes.

Dans l'*enchondrôme*, lorsqu'il reconnaît pour origine le tissu connectif, les éléments de formation nouvelle, au lieu de prendre les caractères des cellules plasmatiques, s'enveloppent d'une capsule et d'une gangue, tantôt hyaline tantôt finement striée.

Le *Traité des tumeurs* de Virchow et la *Pathologie chirurgicale générale* de Billroth nous fournissent plusieurs exemples d'enchondrômes des parties molles n'ayant pas d'autre origine que la cellule plasmatique. C'est elle aussi qui, suivant nous, donne naissance aux *tumeurs cartilagineuses des os*, à toutes celles du moins qui ne proviennent pas d'un cartilage, et lors même qu'elles reconnaissent cette dernière origine, il est facile de voir, en suivant le développement du pseudoplasme, la large part qui revient au tissu connectif dans l'accroissement périphérique de la tumeur. En effet, l'enchondrôme s'infiltre dans les parties voisines en provoquant vers sa périphérie la formation de noyaux cartilagineux, dont le point de départ est un élément plasmatique. Ce mode de développement semble indiquer la nature infectieuse de la tumeur, on l'a considéré à juste titre comme un des principaux caractères des tumeurs malignes; nous le retrouverons dans le sarcôme et dans le carcinôme.

Les os croissent suivant l'épaisseur en vertu d'un travail ostéogène qui a pour siége la couche interne du périoste, dont la nature connective nous est connue. Nous trouvons donc à l'état normal des couches osseuses provenant du tissu connectif. Nous retrouvons souvent le même phénomène à l'état pathologique. Qu'il nous suffise de rappeler ici le développement des tumeurs osseuses, l'ossification des fibrômes, des sarcômes, la formation du cal etc.

L'on ne saurait méconnaître l'étroite parenté qui réunit la nombreuse classe des *sarcômes* au tissu connectif. L'hypertrophie et la prolifération des éléments cellulaires du tissu connectif donnent naissance à des cellules embryonnaires (embryoplastiques). Celles-ci, continuant à se développer et à multiplier, l'emportent bientôt d'une façon notable sur la substance intercellulaire, qui tend à disparaître. L'activité extrême de la végétation nous est révélée par la richesse en cellules du tissu de formation nouvelle. Bientôt les éléments organisés de la tumeur s'allongent et deviennent fusiformes (*cellules fibro-plastiques*, *tumeurs fibro-plastiques*), ou ils prennent les caractères de la cellule osseuse, et la tumeur s'ossifie (*ostéo-sarcôme*, qu'il ne faudrait confondre ni avec l'*ostéôme* ni avec le *sarcôme des os*). Ce ne sont pas là les seules formes que peuvent acquérir dans les sarcômes les cellules provenant des éléments du tissu connectif; elles peuvent subir toutes les transformations des éléments embryonnaires, et donner naissance au *chondro-*

sarcôme, au *myxo-sarcôme*, au *glio-sarcôme.* On les voit dans les os acquérir un volume énorme (*sarcôme giganticellulaire de Virchow*, *tumeurs à myéoplaxes d'Eug. Nélaton*), ce sont alors des cellules-mères qui contiennent jusqu'à vingt et trente petites cellules.

Les phénomènes de développement qui se présentent à nous dans les *carcinômes* diffèrent assez peu de ceux qui nous ont arrêté jusqu'ici; on les suit facilement vers la périphérie des tumeurs cancéreuses. La prolifération des cellules plasmatiques est active; elle se propage rapidement des parties malades vers les parties saines, et s'étend plus loin qu'on ne serait porté à le croire en examinant à l'œil nu les confins de la tumeur. Cette véritable *infection locale* aurait pour intermédiaire principal, et peut-être unique, d'après l'école de Virchow, le tissu connectif, ou plutôt le système anastomosé des cellules plasmatiques, réseau facilement parcouru par les liquides qui imbibent le pseudoplasme. Est-ce là le début, le premier pas en quelque sorte de *l'infection générale?*

La chose paraît assez probable si nous admettons que les vaisseaux lymphatiques ont pour origine le réseau plasmatique. Qu'il nous suffise de signaler la possibilité de ce mode de généralisation. Ceux qui auraient pour intermédiaires *directs* les vaisseaux lymphatiques et les veines, n'ayant aucun rapport avec le sujet que nous traitons, nous n'en parlerons pas.

Dans le tissu infecté qui est en voie de transformation carcinomateuse, on voit de distance en distance les cellules plasmatiques donner naissance à un amas de jeunes cellules présentant bientôt la plupart des caractères des cellules épithéliales. Ce noyau cancéreux est enveloppé d'une coque connective dans l'épaisseur de laquelle circulent les vaisseaux. Les éléments qui le forment se multiplient rapidement; ils ne conservent aucun des caractères de la cellule plasmatique; aucune substance intercellulaire ne les sépare les uns des autres, et la compression qu'exerce sur eux l'alvéole qui les contient leur imprime des formes polyédriques tantôt assez régulières (*squirrhes*), tantôt irrégulières (*encéphaloïde ou carcinôme médullaire*).

Nous ne suivrons pas plus loin dans leur développement les noyaux cancéreux eux-mêmes, mais voyons en terminant ce que deviennent les trabécules de nature connective qui les séparent.

Dans les cancers à marche rapide, les éléments cellulaires de ces cloisonnements végètent avec activité et donnent naissance à de nouveaux noyaux cancéreux; au développement périphérique vient se joindre une végétation interstitielle ; la tumeur augmente de volume en même temps qu'elle envahit les parties voisines pour s'y substituer. Dans toutes les formes télangiectasiques on voit se développer, dans l'épaisseur des alvéoles, des vaisseaux de nouvelle formation souvent volumineux, irréguliers, à parois friables. Dans le squirrhe, surtout dans sa variété atrophique, les trabécules qui enveloppent les noyaux cancéreux sont atteints de sclérose; ils se rétractent et se durcissent comme du tissu de cicatrice, étouffent ainsi les amas cellulaires qu'ils contiennent, les font disparaître par atrophie et ne laissent que des tractus fibroïdes, durs, rétractés, scléreux à la place des parties envahies, détruites et résorbées.

Il est donc facile, d'après les quelques considérations pathologiques dans lesquelles nous venons d'entrer, de se rendre compte des modifications que peut éprouver la cellule plasmatique dans les différents tissus connectifs. L'anatomie pathologique semble donc nous démontrer aussi que cette cellule n'est qu'une cellule embryonnaire persistante à un degré de vitalité latent ; mais qu'il suffit d'une irritation pour rappeler son activité et sa propriété de formation de tissus nouveaux.

BIBLIOGRAPHIE.

Pour les ouvrages parus avant 1858 je me borne à citer les plus importants d'entre eux.

BICHAT, *Anatomie générale*. Paris 1801.
— *Traité des membranes*. Paris an VIII.
MÜLLER, *Physiologie*, traduction de Jourdan et Littré. Paris 1851.
HENLE, *Anatomie générale*, traduction de Jourdan. Paris 1843.
REICHERT, *Vergleichende Beobachtungen über das Bindegewebe und die verwandten Gebilde*. Dorpat 1845.
— *Zur Streitfrage über die Gebilde der Bindesubstanz, in Müller's Archiv*. 1852.
VIRCHOW, *Die Identität von Knochen-, Knorpel- und Bindegewebskörperchen, so wie über Schleimgewebe, in Verhandlungen der physiol. medic. Gesellsch. in Würzburg*. 1851. B. II.
DONDERS, *in Nederländ. Lancet*. 1851.
HENLE, *Canstatt's Jahresbericht*. 1851-1853.
KÖLLIKER, *Éléments d'histologie humaine*, traduction par J. Béclard et M. Sée. Paris 1856.
LEYDIG, *Untersuchungen über Reptilien und Fische*. 1853.
KLOPSCH, *Ueber die umspinnenden Spinalfasern der Bindegewebestränge, in Müller's Archiv*. 1857.

1858.

ROLLETT, *Untersuchungen über die Structur des Bindegewebes*. Wien 1858.
JUNGE, *Zur Histologie der Glashäute, in Allgemeine medicinische Central-Zeitung*, n° 38.
VIRCHOW, *Die Cellularpathologie in ihrer Begründung auf physiologische und pathologische Gewebelehre*. Berlin 1858.
BAUR, *Die Entwicklung der Bindesubstanz*. Tübingen 1858.
HEIDENHAIN, *Die Absorptionswege des Fettes, Moleschott's Untersuch*. B. IV.

Bandlin, *Zur Kentniss der umspinnenden Spiralfasern des Bindegewebes, Inaug. Dissert.* Zürich 1858.

Basslinger, *Die Peyer'schen Inseln der Vögel, Siebold's und Kölliker's Zeitschrift.* B. IX.

Billroth, *Beiträge zur pathologischen Histologie.* Berlin 1858.

1859.

Virchow, *Die Bindegewebefrage, in Müller's Archiv.* B. XVI.

Béla-Machik, *Beiträge zur Kenntniss des Sehnengewebes, im Sitzungsbericht der Akademie der Wissensch.* B. XXXIV.

Baur, *Ueber die fibrilläre Beschaffenheit der Bindesubstanzgebilde und ihre Beziehung zur Bindegewebsfrage, in Archives de Reichert et du Bois-Reymond.* 1859.

Heidenhain, *Symbolæ ad anatomiam glandularum Peyeri.* Dissert. Wratisl. 1859.

Stilling, *Neue Untersuchungen über den Bau des Rückenmarkes.* 1855-1859.

Frey, *Histologie und Histochemie des Menschen.* Leipzig 1859.

Uechtritz, *De kalichlorici acidique nitrici in nervos, telam cellulosam, corneam renes vi observationes micro-chemicæ.* Dissert. inaug. Gryph. 1859.

Förster, *Ueber die Isolirbarkeit der Knochen-, Knorpel- und Bindegewebskörperchen, in Virchow's Archiv.* B. XVIII.

Lenhossek, *Ueber den feineren Bau des centralen Nervensystems des Menschen.* Wien 1859.

Ch. Robin, *Recherches sur quelques particularités de structure des capillaires de l'encéphale. Journal de la physiologie.* Oct. 1859.

Eckard, *De glandularum lymphaticarum structura.* Dissert. inaug. Berlin 1859.

M. Schulze, *Observatio dc retinæ structura penit.* Bonn 1859.

1860.

Weissmann, *Ueber den feineren Bau des menschlichen Nabelstranges, in Henle's und Pfeiffer's Zeitschrift für ration. Medicin.* B. XI.

Reissner, *Beiträge zur Kenntniss vom Bau des Rückenmarks, von Petromizon fluviatilis, in Virchow's Archiv.* H. V.

Mettenheimer, *Ueber eine optische Erscheinung an dem Sehnengewebe, in Virchow's Archiv.* H. III.

S. Martyn, *On connective tissue. Beale's Archives of medicine*, n° 6.

M. Sée, *Du tissu élastique. Anatomie et physiologie.* Thèse d'agrégat. Paris 1860.

H. Müller, *Ueber die elastischen Fasern im Nackenband der Giraffe, in Würzburger naturwissensch. Zeitschrift.*

1861.

Kölliker, *Neue Untersuchungen über die Entwicklung des Bindegewebes.* Würzburg 1861.

Lessing, *Zur Histologie des Bindegewebsknochen, in Zeitschrift für ration. Medicin.* B. XII.

Scheller, *Ueber die Structur der Hornhaut des Frosches etc.* Dissert. Erlangen 1861.

M. Schulze, *Ueber Muskelkörperchen und das was man eine Zelle zu nennen habe. Archives de Reichert et du Bois-Reymond.* 1861.

Reichert, *Der Faltenkranz an den beiden ersten Furchungskugeln des Froschdotters etc. Archives de Reichert et du Bois-Reymond.* 1861.

Frey, *Untersuchungen über die Lymphdrüsen des Menschen und der Säugethiere.* Leipzig 1861.

Reissner, *Neurologische Studien. Archives de Reichert et du Bois-Reymond.* 1861.

Von Bochmann, *Ein Beitrag zur Histologie des Rückenmarks.* Dissert. inaug. Dorpat 1861.

Stieda, *Ueber den Rückenmark und einzelne Theile des Gehirns, von Esox Lucius.* Dissert. Dorpat 1861.

Traugott, *Ein Beitrag zur feineren Anatomie des Rückenmarks von Rana temporaria.* Dissert. Dorpat 1861.

Virchow, *Pathologie cellulaire,* traduction par P. Picard. Paris 1861.

His, *Untersuchungen über den Bau den Lymphdrüsen.* Leipzig 1861.

— *Untersuchungen über den Bau der Peyer'schen Drüsen und der Darmschleimhaut. Zeitsch. für wissensch. Zoologie.* B. XI.

Henle, *Bericht für die Fortschritte der Anatomie und Physiologie.* 1859-1861.

1862.

Von Recklinghausen, *Die Lymphgefässe und ihre Beziehung zum Bindegewebe.* Berlin 1862.

His, *Ueber die Wurzeln der Lymphgefässe in den Häuten des Körpers und über die Theorien für wissensch. Zoologie.* 1862.

Frey, *Ueber die Lymphbahnen der Tonsillen und Zungenbalgdrüsen. Vierteljahrsch. der naturf. Gesellsch. in Zürich.* B. VII.

Brücke, *Ueber die sogenannte Molecularbewegung in thierischen Zellen. Sitzungsb. der Wiener Akademie.* B. XLV.

Reichert, *Ueber die Bewegungserscheinungen an den Scheinfüssen der Polythalamien. Annales de Reichert et de Bois-Reymond.*

Klebs, *Zur Entwicklungsgeschichte des Glaskörpers. Virchow's Archiv.* B. XXV.

Neumann, *Eine neue Untersuchungsmethode des Glaskörpers. Virchow's Archiv.* B. XXIII.

Uffelmann, *Untersuchungen über die graue Substanz der Grosshirnhemisphären. Henle's und Pfeiffer's Zeitschrift.* B. XIV.

Gorup-Besanez, *Lehrbuch der physiologischen Chemie.* 1862.

Villemin, *Du tubercule* etc. Paris 1862.

Van Kempen, *Traité d'histologie.* Louvain 1862.

Tomsa, *Zur Anatomie des Lymphgefässursprunges.* Wien 1862.

1863.

Kölliker, *Handbuch der Gewebelehre des Menschen,* 4te Auflage. Leipzig 1863.

Beaunis, *Anatomie générale et physiologie du système lymphatique.* Thèse d'agrégat. Strasbourg 1863.

Von Recklinghausen, *Ueber Eiter- und Bindgewebskörperchen. Virchow's Archiv.* B. XXVIII.

Cornil, *Sur quelques procédés de préparations microscopiques* etc. *Archives générales de médecine.* Février 1863.

M. Schulze, *Das Protoplasma der Rhizopoden und der Pflanzenzellen. Ein Beitrag zur Theorie der Zelle.* Leipzig 1863.

Reichert, 1° *Ueber die neueren Reformen in der Zellenlehre;* 2° *Ueber die Körnchenbewegungen an den Pseudopodien der Polythalamien. Archives de Reichert et de Bois-Reymond.*

Virchow, *Ueber bewegliche thierische Zellen. Virchow's Archiv.*

Billroth, *Die allgemeine chirurgische Pathologie und Therapie.* Berlin 1863.

Schmidt, *Das folliculäre Drüsengewebe der Schleimhaut, der Mundhöhle und des Schlundes bei dem Menschen und den Säugethieren. Zeitschrift für wissensch. Zoologie.* B. XIII.

HIS, *Ueber das Epithel der Lymphgefässwurzeln und die v. Recklinghausen'schen Saftkanälchen. Zeitschrift für wissensch. Zoologie.* B. XIII.

— *Ueber die Einwirkung der salpetersauren Silberoxyde auf die Hornhaut. Schweizerische Zeitsch. für Heilkunde.* B. II.

CZERMAK, *Notiz über elastische Sehnen. Centralblatt für Medizin. Wissensch.* 1863, nº 50.

FRITSCH, *De medullæ spinalis textura.* Dissert. inaug. Berlin 1863.

E. SCHULZE, *Ueber den feineren Bau des kleinen Gehirns.* Rostock 1863.

LUDWIG et TOMSA, *Die Lymphwege des Hodens. Sitzungsbericht der Wiener Akademie.* B. XLVI.

FREY, *Die Lymphbahnen der Schilddrüse. Vierteljahrsschrift der naturf. Gesellsch in Zürich.*

TOMMASI, *Ueber den Ursprung der Lymphgefässe im Hoden. Virchow's Archiv.* B. XXXIII.

1864.

HARPECK, *Ueber die Bedeutung der nach Silberimprägnation auftretenden weissen Lücken und spaltähnlichen Figuren in der Cornea. Archives de Reichert et du Bois-Reymond.* 1864. H. II.

HARTMANN, *Ueber die durch den Gebrauch der Höllensteinlösung künstlich dargestellten Lymphgefässanhänge, Saftkanälchen und epitheläihnlichen Bildungen. Ibidem*, H. II.

ADLER, *Vorläufige Mittheilung über eine mittelst Silberimbibition gemachte Beobachtung. Zeitsch. für ration. Pathologie.* 1864.

DÖNITZ, *Ueber die Schleimhaut des Darmcanals. Archives de Reichert et de Bois-Reymond.* H. IV.

MOREL et VILLEMIN, *Traité élémentaire d'histologie humaine, normale et pathologique.* 2e édition. Paris 1864.

CH. ROBIN, *Programme des cours d'histologie.* Paris 1864.

VIRCHOW, *Die krankhaften Geschwülste.* B. I, 1863; B. II, 1864. Berlin. La traduction française de cet ouvrage, d'une importance capitale, est sous presse. Il est traduit par M. Aronssohn.

KÜHNE, *Untersuchungen über das Protoplasma und die Contractilität.* Leipzig 1864.

PREYER, *Ueber amöboide Blutkörperchen. Virchow's Archiv.* B. XXX.

BEALE, *On contractility as distinguished from purely vital movements. Quarterly Journ. of micr. scienc.* 1864.

W. Müller, *Zur Kenntniss des Baues der gesunden und krankhaft veränderten Lymphdrüsen. Henle's und Pfeifer's Zeitschr.* B. XX.

Frey, *Zur Kenntniss der lymphatischen Bahnen im Hoden. Virchow's Archiv.* B. XXVIII.

Tomsa, *Die Lymphwege der Milz. Sitzungsb. der Wiener Akademie.* B. XLVIII.

Babuchin, *Beiträge zur Entwicklungsgeschichte des Auges, besonders der Retina. Würzburg. naturwiss. Zeitschrift.* B. IV.

Langhans, *Beiträge zur Histologie des Sehnengewebes in normalem und pathologischem Zustande. Ibidem*, B. V.

Heinemann, *Ueber den bindegewebigen Stützapparat in der Netzhaut des Vogelauges. Virchow's Archiv.* B. XXX.

Frommann, *Untersuchungen über die normale und pathologische Anatomie des Rückenmarks.* Jena 1864.

— *Ueber die Färbung der Binde- und Nervensubstanz des Rüchenmarks durch Argent nitri. Archives d'anat. et de physiol. path.* B. XXXI.

P. Schützenberger, *Chimie appliquée à la physiologie.* Paris 1864.

Leydig, *Vom Bau des thierischen Körpers.* Tübingen 1864.

1865.

Béclard, *Anatomie générale avec additions par J. Béclard*, 4e édition. Paris 1865.

Frommann, *Ueber die Structur der Bindesubstanzzellen des Rückenmarks. Centralblatt der medic. Wiss.* 1865.

His, *Ueber ein perivasculäres Kanalsystem in den nervösen Centralorganen und über dessen Beziehung zum Lymphsystem. Centralblatt*, 1865.

Hoyer, *Ein Beitrag zur Histologie bindgewebiger Gebilde. Annales de Reichert et de Bois-Reymond* 1865. H. II.

1866.

Deiters, *Untersuchungen über Gehirn und Rückenmarck der Säugethiere und Menschen. Centralblatt* 1866.

Basch, *Das Zottenparenchym und die ersten Chyluswege. Centralblatt* 1866.

Von Hessling, *Grundzüge der allgemeinen und speziellen Gewebelehre des Menschen.* Leipzig 1866.

Leydig, *Traité d'histologie comparée de l'homme et des animaux.* Traduction par Lahillonne, avec notes du traducteur. Paris 1866.

TABLE DES MATIÈRES.

www.ingramcontent.com/pod-product-compliance
Ingram Content Group UK Ltd.
Pitfield, Milton Keynes, MK11 3LW, UK
UKHW031940260826
14628UKWH00004B/1755